ロバート・メイヤーズ
ブレンダ・ウォルフ
=著

松本俊彦
吉田精次
=監訳

渋谷繭子
=訳

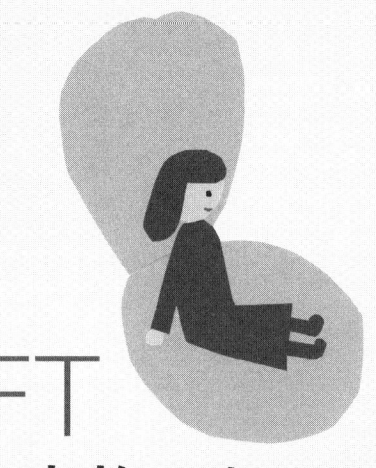

CRAFT
依存症者家族のための
対応ハンドブック

Get Your Loved
One Sober

by Robert J. Meyers,
Brenda L. Wolfe

金剛出版

GET YOUR LOVED ONE SOBER
by Robert J. Meyers and Brenda L. Wolfe

Copyright ©2004 Robert J. Meyers and Brenda L. Wolfe
All rights reserved. Published 2004

First published in the United States by Hazelden Foundation.
Japanese translation rights arranged with Hazelden Foundation,
Center City, Minnesota, represented by Perseus Books Group,
Boston, Massachusetts through Tuttle-Mori Agency, Inc., Tokyo

目　　次
Contents

謝　　辞 *Acknowledgments* v
この本は本当にあなたの役に立つの？ *Can This Book Help You?* vii
ボブ・メイヤーズの言葉 *A Note fom Bob Meyers* ix

第1章　プログラム　*003*
The Program

第2章　ロードマップ　*019*
The Road Map

第3章　安全第一　*043*
Play It Safe

第4章　目的地を決める　*061*
Pick a Destination

第5章　主導権を握る ── 運転席 ──　*075*
The Driver's Seat

第6章　楽しい時間をすごしましょう　*087*
Let the Good Times Roll

第7章　イネーブリングをやめる　*097*
Disable the Enabling

第8章　問題解決　*113*
Problem Solving

第9章　コミュニケーション　*121*
Communication

第10章　行動原理　*129*
Behavior Basics

第11章　治　　療　*145*
Teatment

第12章　再発防止　*169*
Relapse Prevention

監訳者あとがき *183*
文　　献 *References* *193*

謝　辞
Acknowledgments

　クラフト（CRAFT：Community Reinforcement and Family Training）の全研究プロジェクトを支持し，励ましてくださった米国国立アルコール問題研究所（National Institute on Alcohol Abuse and Alcoholism；NIAAA）と米国国立薬物問題研究所（National Institute on Drug Abuse；NIDA）に感謝します。また，物質乱用・依存センター（Center on Alcoholism, Substance Abuse, and Addictions；CASAA）のマット・オヌスカ Matt O'Nuska，ロバート・チャベツ Roberta Chavez，エリカ・ミラー Erica Miller をはじめとする，豊富な知識を持つ働き者のスタッフのみなさまにもお礼を申し上げます。そしてとりわけ，わが同僚にして友人でもあるビル・ミラー Bill Miller に心からの感謝を捧げたいと思います。彼なしではとうていクラフトの研究プロジェクトは実現できなかったでしょう。

　　　　　　　　　　　　　　　　　　――ボブ・メイヤーズ博士

　何よりもまず，自分たちの人生に私を迎え入れ，その経験を語ることを通じて私に多くのことを学ばせてくれた，すべての患者さんに感謝します。臨床家は，本から学ぶことを終えて試験に合格したら，その後はすべてを患者から学んでいくものなのです。また，共著者であるロバート・J・メイヤーズの本プロジェクトに対する情熱と献身にも感謝しています。このプログラムに魂があるとすれば，ボブ・メイヤーズこそがクラフトの魂です。患者さんたちが寛大にも私に与えてくれたものに報いるべく，彼とともに，この効果的なプログラムを広く一般に提供する，という仕事に取り組めたことを，とても幸せに思います。

　　　　　　　　　　　　　　　　　　――ブレンダ・L・ウォルフ博士

この本は
本当にあなたの役に立つの?
Can This Book Help You?

　もしも，あなたが一緒に暮らしている人や愛する人が問題ある飲酒や薬物摂取をしているようなら，この本はきっとあなたの役に立つでしょう。本書が提供するプログラムは，飲酒問題を抱える人や薬物使用者にふりまわされている方々に有益である，ということがすでに証明されています。もしもあなたが薬物に支配された絶望的な生活から抜け出せないと感じているなら，この本はきっとあなたの役に立つでしょう。もしもこれまでに，電話相談サービスやクリニック，病院などに電話をかけて，「助けてください。こんな飲み方をしていたら主人は死んでしまいます」，「助けてください。子どもが一晩中帰宅しないで薬物を使用しているようです。死ぬほど恐ろしいんです」と救いを求めたことがあるのなら，もしくは，そうしたいと思ったことがあるのなら，その場合にもやはりこの本はきっと役に立つでしょう。また，本書は，アルコールや薬物のせいで結婚生活が破綻しかかっていたり，子どもが脅えきってしまっている状況にある方にも役立つと思います。あなたがアルコール・薬物乱用者の妻であれ，夫であれ，恋人であれ，親であれ，息子であれ，娘であれ，友人であれ，あなたの大切な人が断酒・断薬の糸口を見つけられるようサポートし，そして，あなた自身の人生を改善するために，本書はきっと役に立つでしょう。

　本書が主に取り上げているのは，アルコール乱用者に関する問題です。しかし，このプログラムは，アルコールだけでなく，マリファナやヘロイン，コカインなどの多岐にわたる薬物の乱用者にも有効であることが証明されています。ですから，薬物の種類に関係なく，あなたの大切な人にこのプログラムを活用できるはずです。

　「できることはすべてやった」。しかし，いずれもまったく効き目がなく，でも，

まだあきらめたくはない……そんなあなたにこそ，この本はうってつけの一冊といえるでしょう。本書で取り上げているプログラムは，その有効性が科学的に確認されており，「できることはすべてやりつくした」と思っている人を対象に作られたものです。叱責し，小言をいい，懇願し，あるいは物でつったり，距離を置いたり，さらには，ここにはとても書けないような切り札を使ったり……。このプログラムは，頑張るのをやめられないほど相手を愛している方たちが，おそらくはまだ試したことのない方法を採用しています。それは，あなた方の愛を活かして，自分自身とアルコール乱用者との関係を変えてもらい，それによって，あなた自身のみじめな気持ちを減らすとともに，アルコール乱用者が断酒することに喜びを見出せるように仕向けるものです。どうです，いまの状態に比べれば，ずいぶんよい話だとは思いませんか？

　もちろん，あらゆる問題がすべて解決できると保証することはできません。ですが，あなたに人生のコントロールを取り戻すスキルをお教えし，あなたが愛する方に対して，現状において望みうる最高のサポートを提供する，ということは約束できます。これらのスキルを用いても，完全な断酒につながらない，あるいは「その後ずっと幸せに暮らしました」というお話にならない，という場合もあるでしょう。しかし，まちがいなくあなたにはよりよい人生を，そして，運がよければアルコール乱用者にはしらふをもたらしてくれるはずです。「その後ずっと幸せに暮らしました」となるかどうかは，あなたとあなたの愛する人次第です。

●ーーー●●●ーーー●

　混乱を避けるために，これ以降，本書ではアルコールと薬物の両方を取り上げずに，あえて主にアルコールに関して述べていきたいと思います。本書に書かれた内容はアルコールと薬物の双方に活かすことができますが，暴力や犯罪行為中心のライフスタイルを持つ人が相手の場合には，その適用には十分に注意してください。

ボブ・メイヤーズの言葉
A Note fom Bob Meyers

　私は，これまで27年間という月日を物質乱用の研究と治療に費やしてきました。お察しのとおり，私はごく私的な経験をきっかけにしてこの分野に興味を持ちました。つまり，私は，アルコール乱用によって支配された家庭で育ったのです。わが家のアルコール乱用者は父でした。覚えているかぎり，家族の生活はすべて，父の飲酒と飲酒をやめさせようとする母の努力を中心に回っていました。容易に想像がつくと思いますが，その生活はお世辞にも楽といえるものではありませんでした。苦しむ母が声を張り上げ，小言をいい，懇願し，脅し，そして，そうした試みがすべて無駄に終わる，そんな一部始終を眺めながら，私は育ったわけです。17歳のとき私は，海軍入隊を口実にして，飲酒をつづける父から逃れることに成功しました。しかし悲しいことに，母が45歳という若さで亡くなったときにも，父は依然として酒を飲みつづけていました。母があれほど夢見た，父との「ふつうの」生活はついに叶うことがなかったわけです。
　いまでも私は，父の飲酒が母に早すぎる死をもたらしたと考えています。研究者，そして臨床家としての私が目指しているのは，私の家族が悩まされつづけた苦痛を，他の家族には避けていただけるようにお手伝いをすることです。
　私の母はアラノン（Al-Anon）のミーティング*のおかげでサポートと安らぎを得てはいましたが，父に治療を受けさせ断酒させる，という母が熱望した目的はついぞ果されることがありませんでした。私は，自らの研究と本書を，母に，そして，物質乱用に苦しめられている何千万という，すべての家族に捧げたいと思います。

---

* アラノン（Al-Anon）／ナラノン（Nar-Anon）とは，物質乱用者の友人や家族のための自助サポート団体です。これら二団体もAlcoholics Anonymous（AA）やNarcotics Anonymous（NA）の基礎である12ステップにもとづいています。

物質乱用治療プログラムのほとんどは，自らの物質使用をやめる決意をした人を対象にして作られています。つまり，そうしたプログラムの対象は，すでに「酔う」ことよりも断酒・断薬する方がよいと理解するに至り，その目的を達成するための方法を探すべく治療を受けてみようと決断した人たちを想定したものなのです。本当にそのような決断をした人だけを治療の対象にすることが可能ならば——そんなことは実際にあり得ないのですが——，そういったプログラムの治療成績はもっとすぐれたものになっているはずです。実際，多くの物質乱用者は治療を拒むものであり，運よく治療につなげられた場合でも，ほんの数回診察を受けただけで治療をやめてしまうことがほとんどです。その理由のひとつは，多くの患者は無理やり（裁判所命令や，離婚・別れなどの脅しによって）治療を受けに来させられているだけであって，自分にとって有意義だと考えているわけではないからです。こういった人たちは，治療に対してあれこれと不満を述べ立てる一方で，飲酒や薬物使用が真に満ち足りた人生を送る妨げになっている，ということをなかなか認めたがりません。ですから，すぐにプログラムから脱落し，再び治療拒否という状況に戻ってしまうわけです。要するに，これまで物質乱用治療の分野において欠けていたのは，アルコール乱用者や薬物乱用者のことを大切に考えている周囲の人たちが，乱用者本人に，治療を受けることのメリットを理解させ，変化を受け入れる準備を整え，心を開かせる方法を学ぶためのプログラムだったのです。

　歴史的に見てみても，治療を拒否する物質乱用者たちを愛する人たちには，対応方法の選択肢はほとんどないという状況がつづいていました。せいぜい，乱用者に対するケアの仕方や，治療をすすめる説得の仕方といったものがあるだけでした。まして，家族や友人，恋人といった重要他者に対して，物質乱用者に治療を受けさせるためのプログラムなどは，ほぼ皆無に等しいといってよかったと思います。実のところ，周囲の者が自分自身をケアする方法，あるいは，アルコール乱用者に治療を勧める方法を教えるプログラムができたのは，ほんのごく最近のことなのです。

　私はこの10年間，ある治療プログラムの開発にかかりきりでした。そのプログラムとは，周囲の者が自分自身の人生を改善し，さらに，物質乱用者に対して治療を受けることの魅力を伝えられるようになるためのものです。その結果，他の熱心な研究者や臨床家と力を合わせて，支援的かつ非直面的なやり方で物質乱用

者に治療を受けさせるための，多角的プログラムの開発に成功しました。

　私たちが考案した『コミュニティ強化と家族トレーニング（略称：クラフトCRAFT: Community Reinforcement and Family Training）』というプログラムは，科学的に立証された行動原理を用いて，愛する人の物質使用を減らし，治療へと向かわせることを目的としています。それだけではなく，このプログラムでは，周囲の者のストレスを軽減し，彼らが新たな充足感の源を手に入れることも重要だと考えています。これまでクラフトによって得られた結果は，非常に実りあるものでした。家族が起こした変化によって，あるいは，愛する人々が改善の道をたどりはじめるのを目の当たりにした感動によって，たくさんの患者と家族が人生に新たな喜びを見出すことができたからです。

　クラフト開発の基礎となっている，物質乱用治療に関する研究をいくつかご紹介しておきましょう。米国国立アルコール問題研究所（National Institute on Alcohol Abuse and Alcoholism：NIAAA）による助成を受けて行われた，ある臨床試験では，アルコール乱用に悩む130名の依存症者家族を，無作為に三種類の治療グループに割り当てるというものでした（Miller, Meyers, & Tonigan, 1999）。ひとつ目のグループは，アラノンのプログラムに準拠した教育的ガイダンスでした。具体的な内容としては，治療を拒否するアルコール乱用者を治療につなげるために，家族に対して否認や「愛をもって手を放すこと」，あるいは共依存といった概念を教えるというものでした（Nowinski, 1998）。二つ目のグループは，ジョンソン研究所方式の介入（Johnson, 1986）です。この方法は，アルコール乱用者に問題を直面化し，治療を受けるように説得する機会に備え，家族に準備を進めさせるプログラムです。そして，三つ目のグループであるクラフトでは，家族に物質乱用者に治療を受けさせるための新しい方策を教えるとともに，家族自身が自分のニーズを満たしていく方法も指導する，といった内容でした。三つの治療はいずれも一対一で行われ，最高12時間にもおよぶセラピーが提供されました。私たちが明らかにしようとしたのは，以下の二つのことでした。ひとつは，いうまでもなく，物質乱用に対する治療を受けるのに同意した者が最も多かったのは，いずれのセラピーを提供されたグループか，ということです。そして，もうひとつは，それぞれのセラピーが家族の生活の質に与えた影響はどんなものか，ということでした。

　図1が示すグラフは，これら三つの介入方法によって，当初は否認していたものの，後に治療を受けるようになったアルコール乱用者の割合を示しています。この図からも明らかなように，アルコール問題治療プログラムに参加するようになった人の割合を見ると，クラフトは，他の介入方法の2倍から6倍もの割合の

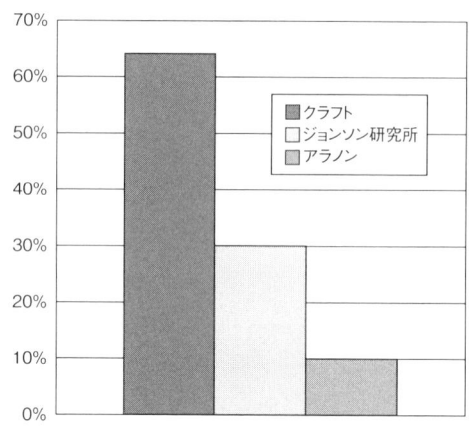

図1　三種類の方法による家族介入の結果，
治療につながったアルコール乱用患者の割合の比較

高さを示しています。クラフトによる援助を受けたグループの64パーセントという成功率の高さと比較すると，ジョンソン研究所方式による援助では，グループ内におけるアルコール乱用者の3割が治療を受けるようになったにすぎず，アラノンによる援助では，アルコール乱用者のわずかに1割足らずという結果でした。

同様にして，三つの援助方法が家族に与えた影響という点に関しても興味深い結果が得られました。この研究では，抑うつ気分，怒り，家族の結束，家族の対立，関係における幸福感を測定しました。すると，援助開始から3カ月後および6カ月後の時点で，すべての家族が，治療以前と比べて幸福度が増加し，抑うつ気分と怒りが減少し，家族の結束力がより強まり，衝突が減ったと報告していたのです（Miller, Meyers, & Tonigan, 1999）。

このようにして，クラフトのアルコール乱用者に対する介入効果が検証されたわけですが，次の段階として，このプログラムが薬物乱用者に対しても有効なのかどうか，という検証も行われました（Meyers et al., 1999）。この研究は，米国国立薬物問題研究所（National Institute on Drug Abuse：NIDA）からの研究費助成を得て行われました。

この研究には，薬物依存に罹患していながらも，その問題を否認している人と生活をともにしている，多数の薬物依存者家族が参加してくださり，24カ月あまりにもおよぶ研究期間，このクラフト・プログラムに取り組んでくれました。結果は，私たちの予想をはるかに超えるものでした。参加した62名の家族のうち，

なんと74パーセントが本人に治療を受けさせることに成功したのです。また，参加した家族全員が，怒りや不安感，憂うつ感，そして身体不調感が大幅に軽減されていました。つまり，このことは，本人が治療を開始したかどうかに関係なく，すべての家族が精神的に楽になったということを意味しています。母が長年耐えつづけた苦痛（私自身の苦悩はいうまでもなく）を思うと，母にもこのようなサポートがあったなら，と悔やまずにはいられないほどでした。たとえ父の否認を解消することができなかったとしても，母が（父に関係なく）少しでも自らのニーズを満たし，人生を楽しめたならば，どんなにかすばらしかったでしょう。

治療を拒んでいる薬物乱用者を対象とした別の研究（Meyers et al., 2002）では，乱用者家族を無作為に二種類の援助方法のいずれかに割り当て，同じクリニックでそれぞれ12時間におよぶ個別的援助を行いました。援助方法のひとつは，ナラノンおよびアラノンにもとづくアプローチであり，物質乱用者に治療を受けさせることを重視するものでした。もう一方のグループには，クラフトによる援助を受けてもらいました。すると，ここでもまた家族の精神的・社会的機能に意義深い変化が見られました。クラフトによる援助を提供されたグループでは，本人を治療につなげることに成功した家族の割合が，対照群（ナラノン・アラノンのアプローチを提供されたグループ）の2倍にものぼったのです。この研究では，クラフトを学んだ関係者の67パーセントが薬物乱用者本人を治療につなげることができましたが，一方のナラノン・アラノングループではわずかに29パーセントでした。

以上の研究をはじめとする，最近数年間のさまざまな研究成果から，次のような結論を導くことができます。すなわち，クラフトこそが，家族が大切に思う乱用者本人――家族は，彼らにセルフケアの方法を身につけ，これまでよりも満ち足りた生活を送ってほしいと願っているはずです――をサポートし，彼らの生活の質を高めてくれる，新しく効果的な援助方法であるということです。

本書を執筆している現時点（2003年夏）までに，数百人という物質乱用者の親や子ども，夫や妻，恋人，友人が，クラフト・プログラムを実践することによって自らの生活をよりよいものにするという恩恵を得ています。私自身，たくさんのすばらしいご家族の方に信じがたいほどすばらしいことが起こるのを，何度となく目の当たりにしてきました。一例をあげましょう。最近，34歳になるヘロイン依存の娘のことを気に病む親御さんが，私のクリニックを訪れました。ご両親は，娘のさまざまな問題行動，あるいは，娘が本来すべきことをしなくなってしまったことなど，細々と語りました。一通りの話を聞いた後，私はお二人に対し

てごく簡単な質問をしました。「娘さんに，何か優しい言葉をかけたことはありますか？」。ご両親は不意を突かれ，おそらく少し気分を害されたのか，驚いたように見えました。しかし少し考えた後に，自分たち二人のエネルギーはすべて娘の問題点に注がれており，彼女のよいところをすっかり見失ってしまっていたことに気づかれたようでした。ご両親は私の質問に対して，「いいえ」と答えました。それから数回の面接において，私たちは，娘さんとの肯定的なコミュニケーションをいつ，どのように使うかについて話し合い（第9章参照），次第に，ご両親は娘さんと建設的な会話をすることができるようになりました。娘さんはとても頑固でしたが，どういう風の吹き回しか，一度だけ治療を受けることに同意してくれました。事前に，娘さんが診察を受けにくる気になったらすぐ予約がとれるように手配しておき，首尾よく診察につなげました。診察は成功でした。ゆっくりと物事を進め，当時の彼女がとどまっていた「変化のステージ」の段階（ヘロインをやめることに興味はあるが熱意はない）に合せて，ヘロインが生活に与える影響，彼女と両親との関係，そして，彼女自身の夢や目標について話をしました。診察の最後，彼女は，「本当に治療が自分に役立つものなのかどうかを見きわめたいので，次回も受診する」と約束してくれました。ご両親はうれし涙を流していました。

あるときひとりの中年女性が，マリファナを乱用している18歳の息子を助けてほしいとやってきたことがありました。母親は息子について泣きながら話しました。頑固，反抗的，傍若無人な態度という，典型的な反抗をする息子のようでした。その母親は長年にわたって，治療を受けるようにと懇願しつづけていたそうですが，息子は頑なに拒んできました。息子いわく，「自分には問題などない」，「問題があるとすれば，それは母親の小言の方だ」ということでした。そこで私は，母親にはまず，彼女自身の態度を綿密に計画することと，彼女の態度が息子にどのような影響を与えているかを学んでもらうことにしました（第2章参照）。すると，変化が現れはじめました。小言や懇願，脅しをやめ，二人のあいだに生じる衝突が最小限になるよう対応するようにしたのです。また，好ましい態度（たとえば，マリファナを使用しないなど）に対する「報酬」を与えること，そして非直面的な対応法を学ぶことで，二人の関係は，争ったり，傷つけ合ったりしない，穏やかなものとなり，以前のようにお互いを尊重しあう態度で話ができるようになったのです。その結果，母親のストレスは驚くほど減じ，快適な睡眠を取り戻し，胃痛を抑えるための制酸剤が不要になりました。また，息子の一挙手一投足にエネルギーを注ぐなかで中断してしまっていた，趣味の活動を再開することができたのです。しかし，母親が特にうれしく感じたのは，その若者が助けを

ボブ・メイヤーズの言葉 *A Note fom Bob Meyers*

求めて私たちのクリニックを訪れたことでした。私が彼に，なぜいま治療を受けてみようという気になったのかと尋ねると，彼はこう答えました。「たぶん母親に対する義務感だと思う。こんなに優しくしてくれるのだから，試すくらいしなくてはと思ったんです」。いうまでもなく，彼の母親はそれまででいちばん感動していました。

　クラフトは，アルコールやマリファナ，ヘロイン，覚せい剤といったさまざまな物質の乱用者の家族に対して有効であることが証明されています。ですから本書は，主にアルコール乱用者家族を念頭に置いて書かれてはいるものの，あなたの大切な人が薬物を乱用しているといった場合でも，本書の手法を活用することができるでしょう。ただし，あなたの愛する人が抱えている問題が違法薬物の乱用である場合には，専門のセラピストや医師の助言とサポートを得ることをおすすめします。違法薬物の場合，アルコールでは生じ得ない法的問題が絡んできますし，アルコールの場合とは比較にならない速さで人生を破壊する可能性があります。あなたの大切な人が違法薬物を乱用している場合には，安全性に関する警戒を怠ってはいけません。こういった薬物の使用は，直接的な危険につながる突発的暴力を引き起こすだけでなく，法の目を逃れて社会に悪影響をおよぼす，いわゆる裏社会との関係にもつながっていきます。そのような社会では，メンバー統率の方法として身体的暴力が用いられることが少なくありません。つまり，あなたの愛する人がこのような反社会的文化を持っているということは，あなたや子どもが暴力に曝される危険があることを意味します。危険はそれだけにとどまりません。子どもがいる家庭のどこかにそうした薬物に関連する道具を置いておけば，子どもの幸福が脅かされる可能性もあります。肝炎やHIVといった深刻な病気の感染源になってしまうかもしれません。いいかえれば，あなたの大切な人が薬物を乱用することによって，あなた自身が病気に感染する可能性もあるわけです。ですから，本書で学んだスキルを薬物乱用者本人とその家族に適用する際には，アルコールだけが問題の場合に比べて，安全の確保がむずかしい可能性があるということは，忘れないようにしてください。同じ原理を適用しても，たえず危険性を念頭に置いて警戒し，必要があればいつでも逃げることができるようにする，あるいは，外部の助けを得るようにしてください。

　本書には，この30年間で私が学んだことのすべてと，アルコールや薬物を乱用する家族に苦しめられている人たちにとって有益で，科学的にもその効果が立証されている最善の解決策が記されています。あなたの役に立つのであれば，どの

ような使い方でもよいので，十分に活用してほしいと思います。ひとりで読んで取り組んでいただいてもけっこうですし，友人と一緒でもかまいません。もちろん，聖職者やカウンセラー，心理学者といった人とともに活用するのもよいでしょう。いずれの使い方であれ，あなた自身とあなたの大切な人とが，満足できる新しい生き方を築くうえで，大いに助けにはなるはずです。どのような使い方が最もよいのかを判断するのはあなた自身です。そして，どのような使い方をするにせよ，落ち着いて，忍耐強く，そして，何よりも安全を確保することを忘れないでください。

　あなたの人生がよきものであることを願っています。

――ボブ・メイヤーズ

CRAFT
依存症者家族のための
対応ハンドブック

Get Your Loved
One Sober

第1章
プログラム

The Program

　本書の副題を『小言や懇願，あるいは脅しの代わりにAlternatives to Nagging, Pleading, and Threatening』（訳注：本書の原題は，『Get Your Loved One Sober [あなたの大切な人をもう飲ませないために]』である）としたのには，理由があります。それは，このプログラムが，これまであなたの大切な人に断酒や断薬をさせようとするときに用いられてきた方法に取って代わるものであり，より前向きな選択肢であることを強調したかったからです。やめさせるためにあらゆる努力を繰り返してきたにもかかわらず，大切な人がいまだアルコールや薬物を乱用しているとするのなら，そろそろ別の方法をとるべきでしょう。そう，いままでとは違う**選択肢**を試してみるのです。

　小言や懇願，脅しに代わる方法を学ぶのは，決してむずかしいことではありません。身につけるのに，「長年の勉強」などは必要ないのです。ただ，このプログラムにしっかりと取り組んで，自分が何を求めているのか，どんな選択をするのかについて熟考するだけです。迅速かつ断固とした意志を持って行うのか，ゆっくり時間をかけて慎重に行うのか，それはあなた次第です。何もしなければ何も変わりません（少なくとも好転することはありません）。ですが，いままでのやり方とは違うこのプログラムを用いれば，きっとあなたの人生は改善されるはずです。ですから，いますぐはじめましょう！

　小言，懇願，脅しに代わるプログラムとは，二つの目標と，核をなす一連の手

続きからなる，ちょっとした行動の変化を起こすものです。ここでいう目標とは，(1) あなたの生活の質を改善する，(2) あなたの大切な人に，飲酒をつづけるよりも断酒する方が魅力的であると理解してもらうということになります。核となる手続きとは，「飲酒行動マップ（地図）作り」という手法です。これは，あなたとアルコール乱用者とが相互に与え合っている影響がどのようなものかを知り，これまでとは異なる結果を得るためにそのパターンを修正するというものです。例をあげましょう。ルースは，毎日帰宅するとすぐビールを開けるポールを腹立たしく思っていました。イライラするルースは毎日のようにポールを罵り，結果として二人はいつもけんかをしていました。そこで二人が仕事の後，どのような時間を過ごしているのかについてマップ（地図）作りを行ったところ，ルースは，自分の発言のせいでポールの飲酒に拍車がかかっていることに気づきました。「口げんかのせいで酒が必要なんだ」というのが，ポールの格好のいいわけになっていたのです。また，ガミガミうるさいルースを「懲らしめる」ためにますます飲む，というのも理由のひとつでした。

しかし，これからあなたにも学んでいただく**従来のやり方に代わるこのプログラム**を用いたところ，ルースは，仕事から帰宅したポールの飲酒行動を変えることに成功したのです。さらに，ポールに「ビールを飲むよりも飲まない方が楽しい」と思わせることもできました。ビールもなし。小言もなし。口論や仕返しもなし。あるのは，ルースにとってよりよい生活と，ポールが断酒への第一歩を踏み出すことです。

こういうと，なんだかとても簡単なことのように聞こえるかもしれません。実際，これは簡単でもあり，しかし同時にむずかしいことでもあります。もちろん，テクニックを学ぶこと自体はむずかしいことではありませんが，そのテクニックをあなたの現状に適用するのは，むずかしいかもしれません。なぜなら，あなたとあなたの大切な人とのあいだのやりとりは，あるがままのあなたとあるがままの相手，アルコールの影響を受けた相手の脳といった，さまざまな要因の相互作用から生まれ，しかも，長年の繰り返しのなかで熟成されたパターンができあがっているからです。相手の行動を変えることを旅路にたとえるならば，地図上の線と実際の道のりとを比較しながら，学んだテクニックを適用していかなければなりません。実際の道のりは，地図上の線とは違い，デコボコや迂回路，渋滞があるでしょう。なかなか直せない癖や思いがけない惨事，乗り越えなくてはならない落胆などもあるでしょう。しかし，少々デコボコがあったくらいで楽しみにしていた旅行を簡単にはあきらめたりはしないように，すぐに結果が得られないからといって，アルコール乱用者との生活を変えることを簡単にあきらめてはいけ

ません。変化はいつでもむずかしいものですが，それでも，状況をよい方向へと変えるという作業には，努力するだけの価値があります。あなたはもう何カ月，いや何年ものあいだ，大切な人に小言をいい，懇願や脅しを繰り返してきました。そろそろ変化が必要です。

未来に向けて

　すでに述べたとおり，このプログラムには二つのシンプルな目的があります。ひとつ目は，あなたの人生の改善です。要するに，あなたの大切な人にアルコール乱用をやめさせるだけでなく，**相手が断酒するかどうかにかかわらず，あなた自身の生活に健全さを取り戻すこと**が重要なのです。そう，あなたの大切な人が飲んでいる／飲んでいない，機嫌がよい／悪い，家にいる／いない……こういったことに振り回される生活はもうやめにしましょう。この目的を達成するために，アルコール乱用者の機嫌がどうあれ，何よりも大切なことである，あなたやあなたの子どもを暴力被害から守るための安全策をお教えします（第3章で取り上げています）。さらに明るい話題として，第4章では，将来あなたが作り上げるであろう，未来の生活を少しお見せしましょう。その章を読むことで，あなたは自身がどのような人生を求めているのかを知り，そして，その夢を実現するための目標を持つことが可能となります。第5章では，前進する際に妨げとなる，あなたの罪悪感と向き合っていただき，自分の人生の主導権を握ることの楽しさを学んでもらいます。なお，ここでいう「前進」というのは，あなた自身の感情や社会生活を建て直すことでもあります。
　まさかと思うかもしれませんが，あなた自身の生活の質を改善し，相手の行動に依存しないようにすることは，あなたの大切な人を断酒へと向かわせることにもつながります。あなたのストレスが減ることで，アルコール乱用者に対するあなたの対応がより落ち着いたものとなり，過剰な反応がなくなり，ひいては二人の関係が改善されるわけです。これがゆくゆくはアルコール乱用者を断酒に向かわせる原動力ともなります。
　そんなわけで，あなたの態度を変えていくことは必要ではありますが，とはいえ，それだけでは十分とはいえません。ですから本書では，小言や懇願，脅しに代わる効果的な方法を，一連のテクニックとして提供しているのです。まずは，前述の飲酒行動マップ作りを学び，本章で取り上げる，ほぼすべての手法の基礎となるテクニックを身につけてもらいます。このテクニックは非常に重要ですので，その学習にはまるまるひとつの章を当てています。第2章で行動マップに関

する説明と多数の実例をあげ，それをさまざまな状況に適用する方法を教えます。また，自分で行動マップを作れるようになるまで練習してもらい，自分が問題の核心に近づいている，という自信を築いてもらいます。そのような自信とこれから学ぶさまざまなテクニックを結集すれば，小言や懇願，脅しでは決して得ることのできなかった力を手に入れることができるでしょう。さまざまなテクニックについては，飲酒行動の片棒を担いでしまう，あなたのイネーブリング行動をやめる方法に関する章（第7章）や，問題解決およびコミュニケーションのテクニックに関する章（第8章・第9章）で取り上げています。「行動原理」（第10章）では，あなたやアルコール乱用者の行動を修正するための主要ツールを教えます。（誰かを「修正」するという考えにゾッとしてしまったあなた，ご安心を。本章で後ほど出てくる「コントロールの新しい考え方」という節で，その本当の意味を教えます。マインドコントロールのような邪悪なことを押しつけるものとは，まったく異なります！）。

　第11章では，あなたの愛する人に最も適した治療方法を選び，支持する方法を取り上げています。おそらく，あなたはすでに治療について考えたことがあるのではないでしょうか――「治療はあなたのためになる，どうか治療を受けることを考えてほしい」とアルコール乱用者に話したり口論になったりしたことがあるはずです。しかし，アルコール乱用者は予約を守らなかったり，数回のセッションを受けただけで通うのをやめてしまったりしたのではないでしょうか？　実際，アルコール乱用者の多くが一，二回のセッションで治療を中断してしまうという，悲しい現実があります。しかし，パートナーや親，子ども，そして愛する人が**従来とは異なるこのプログラムを学んでいると，アルコール乱用者が治療を受けつづける期間の長さは6倍から7倍にもなります**（Ellis et al., 1992）。これは，私たちのクライアントである家族が「治療を提案する方法」と「治療をサポートする方法」を学んだことによる効果だと，私たちは考えています。誰かにうまく治療を受けさせるためには，（すでによくご存じでしょうが）罪悪感を抱かせたり追い詰めたりするだけではうまくいきません。その方法を本書でお教えします。そして，あなたの大切な人に，治療をつづけることの魅力を感じさせるにはどうすればよいかも。

　最後に，第12章では再発防止という重要な問題と，できることすべてをやり終えた後のことについてお話しします。「変化」というこの旅を進めていくと，成功を実感するときもあれば障害にぶつかることもあります。障害は小さいこともあれば，そうでないこともあります。しかし，このプログラムを選ぶ利点のひとつは，障害やデコボコ，回り道など，あなたの道を阻むであろうものすべてに対し

て覚悟が備わる，という点にあります。ですから，困難とは，あなたが人生の主導権を握るチャンスと捉えることもできるわけです。そして最終的には，アルコール乱用者が末長く断酒を達成できるか否かにかかわらず，あなた自身の生活の質を高めるスキルやツールを身につけることができます。理想的なまでにシナリオどおりにうまくいった場合には，あなたたち二人はともに幸福を手に入れることができるでしょうし，最悪の場合でも，できることすべてをやりつくしたあなたは前に進み，自らの人生を大切にできるようになります。いずれの場合も，いまよりも未来は明るいということです。

変化について

　本書を読み進める際には，ひとつの重要な真実を念頭に置いておいてください。変化とは出来事ではありません。変化とはプロセス――非常にゆっくりとしたプロセス――のことです。あなたが変えたいと願う行動がどのようなものであれ――爪をかむ癖，過食，人との関係づくりなどであったとしても――ひとっ飛びで達成することはできません。変化とは長い車の旅と同じようなものです。月曜の朝，ニューヨークからロサンジェルスまで車で行くことを決めても，その瞬間に目的地にたどり着くことはできません。まずは鞄を用意し，行く道のりを決めなくてはならない。そのうえ，ひとたび運転しはじめたなら，通る予定だった道が閉鎖されていたり，舗装されていなかったりすることもあるでしょう。迂回路を見つけ，デコボコ道に耐え，ときには計画を調整しながら進まなくてはなりません。また，一日に進む道のりは長いより短い方がより身体が休まって動きやすいということに気づくこともあるでしょう。変化の旅もこれとまったく同じです。

　あなたが求める改善を達成するために最もよいのは，注意深い計画にもとづいて小さな歩幅で進むことだと思います。これまでアルコール乱用者との生活のなかでプレッシャーに耐えつづけてきた期間の長さに比べれば，主導権を持って小さな変化が起こせるようになるまでの時間は，はるかに短いはずです。この本をさっさと読み終えて「直す」べき事項の長いリストを作るのではなく，ひとつずつ小さな事柄を変えていけるようこの新しいプログラムに取り組みましょう。そして，その変化が自然なものに感じられたら，またもうひとつ変化を起こせばよいのです。ここで学んだことは生涯あなたのものですから，せっかちになる必要などありません。時間をかけて，ゆっくりと進みつつ，自分の人生はいままさに改善の途上にあるという事実を楽しんでください。

　プログラムに取り組む際には，いつも頭のなかで旅を思い浮かべているとよい

でしょう。物事がうまくいかないときには，車の旅には障害がつきものであることを思い出してください。アルバカーキとフェニックスとを結ぶ高速道路では，たとえ迂回路に入ったとしても，ニューヨークに舞い戻ってしまうなんてことはありません。同じように，変化への試みが1回，2回，あるいはそれ以上の回数，壁にぶつかったとしても，アルコール乱用者に対する希望を捨てないでください。新しいテクニックを試してうまくいかないことがあっても，その都度，腰を落ち着けて何が起こったのか考えてみるようにしましょう。当初の計画を見直し，自分の行動を見直し，アルコール乱用者の反応を明確に理解し，アプローチの方法をどう変えればよいのかを考えてください。ロサンジェルスに行くために乗った高速道路にトラブルがあり，途中で迂回して別の道を探さねばならないときと同じように，積極的に問題解決に考えを練ってください。面倒な回り道は旅にはつきものです。あらかじめ想定さえしておけば，必ず打ち克つことができます。

コントロールに関する新しい考え方

　その人間関係にどれほどの血と汗と涙が費やされたのか，そのことを真に理解しているのはあなただけです。おそらく大切な人に変わってもらいたくて，あなたは何度となく試みてきたことでしょう。愛していればこそ，相手の疑わしい行動も好意的に解釈してしまうものです。相手がいつか必ず「やっと問題を認める」日がくると信じて疑わず，頑張りつづける，といったこともまれではないでしょう。そのこと自体はまちがっていないのかもしれません――あるひとつの問題点をのぞけば――。それは，ほとんどの人が「同じ」戦術を何度も使ってしまう，という問題点です。悲しいのは，うまくいったから繰り返すのではなく，それしか方法を知らないから繰り返してしまうことです。まったく意味のないことだと思いませんか？　これではまるで，アルバカーキ－フェニックス間の高速道路の途中にある迂回路の前で車を停め，道路閉鎖の標識の前でエンジンをふかしながら，いつか通れるようになるのを願いつづけるようなものです。地図を引っ張り出して，目的地までの別ルートを探した方がはるかに生産的ではないでしょうか？
　新しい対応の仕方を受け入れ，状況に対する主導権を握る勇気を持ってください。お決まりの，壁に頭を打ちつけつづけるという行動の代わりに，本書から愛する人をコントロールする方法を学び，その方法で相手のなかに変化を引き起こすのです。
　ここでいうコントロールとは，相手をだましたり，無理強いしたりしてあなたの命令に従わせる，といった卑劣な意味合いのものではありません――こんなやり方では満ち足りた人間関係など築くことはできません。そうではなく本書が教

第1章 プログラム *The Program*

えるのは，あなたがすでに持っているものの，いまだ効果的に使えないでいるコントロール力です。あなたと大切な人が口論になるとき，あなたたちはお互いの行動を刺激し合っています。たとえば，帰宅途中にバーで何杯か飲んできたせいで夕食の時間に（またしても！）遅れているとします。彼の方はほろ酔い加減でご機嫌です。一方のあなたは，激怒のあまり彼がドアを開けて入ってきた瞬間に，彼がどれほどの最低な男かを知らしめてやろうと意気込むわけです。すると，途端に彼の機嫌が悪くなり，彼はその足で酒びんが並ぶ戸棚へと向かい，泥酔するまで飲みはじめます。あなたは，夕飯をテーブルに乱雑に並べると，後は一晩中無視と叱咤を交互に繰り返すわけです。これが「効を奏する」ことを期待しているのかもしれませんが，同じ場面がこれまで何度となく繰り返されてきたのも事実です。明らかに何も変わっていませんね。

では，「ねえ，あなたが酔っぱらって遅く帰ってくると嫌な気持ちになるの。あなたと一緒にいるのは好きだけど，お酒を飲んでいるときのあなたはあまり楽しくないわ。私は夕飯を食べたから，これから妹と一緒に映画を観に行くことにしたわ。じゃあまた後でね」といって，帰宅した彼を迎えていたらどうなっていたでしょうか？　そこに含まれる意味を考えながら，この両方のシーン（元のバージョンと改善後のバージョン）を思い浮かべてみてください。元のバージョンでは，二人とも最低の夜を過ごす羽目になっていますし，何よりも彼は，遅くなって酔っぱらっていても，自宅で夕飯を食べることができ，その場にあなたが一緒にいてくれると思ってしまうでしょう。たとえけんかをしていても，二人は一緒にいる，ということが問題です。さて，改善したバージョンでは，あなたは彼が酒の戸棚に直進するいいわけを与えず，長い口論の苦痛をすべて回避しています。しかも，彼は自分で夕飯を用意せねばならず，その晩，彼はひとりぼっちで過ごさねばなりません。**あなたの彼に対する反応を変えたらすべてが変わりました。**もちろん，こうした対応ひとつで，彼がお酒を断って新しい生活をはじめるわけではありません。ですが，こういった変化が繰り返し行われると，彼は次第に，酔っぱらっているよりお酒を飲んでいない方がよいことがあると気づき，断酒へと心が動かされるようになるはずです。あなたの態度を変えることで，アルコール乱用者の態度も変わるわけです。

これが，私たちのいうコントロールの形です。本人の行動を変えるために自分自身の行動（対応パターン）をコントロールするのです。これには勇気と努力，忍耐が必要です。いまの自分のパターンを知る勇気と，自分の行動を変える努力，そして，愛する人がその変化に反応するか，あるいは，自分はできることをすべてやったと納得するまで，繰り返し行う忍耐です。

009

これから行うことを少し体験してみましょう

　まだまだお話ししたいことはたくさんありますが，みなさんはそろそろはじめてみたいと思われているのではないでしょうか？　それでは，準備がてらにちょっとした作業をやってもらいましょう。白紙の紙を1枚用意し，アルコールや薬物に関して，あなたとあなたの愛する人が最後に口論したときのことを思い出してください。あなたの愛する人の言葉や行動はどのようなものでしたか？　あなたの言葉や行動はどのようなものでしたか？　最初に，次に，そして三番目に，さらにはその次に，どちらが何といったでしょうか？　劇の台本を書くつもりで書き出してみてください。それぞれのニュアンスもわかるようにしてください。それが終わったら，今度は前述の場面を思い出してみましょう（夕飯に遅れたアルコール乱用者，怒る妻，それにつづく口論）。すでに述べたように，家族をはじめとする周囲の者が状況への対応を変えることによって，こうした口論の流れを変えることができます。具体的にいうと，家族は，アルコール乱用者を攻撃するのをやめ，その代わりに，彼の態度のせいで自分がどんな思いをしているかを伝えるのです。加えて，「あなたのことは愛しているが，あなたが飲酒するのは好きではない」ということもしっかりと伝えます。

　では，おなじみの口論シーンのなかであなたがコントロールできる点を探してみましょう。けんかの火に油を注いでしまっていないか，怒りの対象である行為を増長させていないか，自分自身に問いかけてみてください。あなたの愛する人が口論をつづけにくくなるような，落ち着いた対応の台本を書いてみましょう。まずは，あなたの感情から書きはじめ，理解と愛を示し，一緒に時間をすごしたり問題について話し合ったりしやすい環境とはどのようなものか。そのことを明確に伝えられるように，この新しい台本を頭のなかで何度も練習してください。準備を整えておけば，次に似たような状況に陥っても爆発せずに落ち着いて対応できるようになるはずです。

　いまの時点で，いつもの流れに代わる選択肢が思いつかなくても心配はありません。このプログラムを終える頃にはプロになっているはずですから。

プログラムの基礎をなすもの

　このプログラムは，あなたが人間関係における役割をコントロールできるようになるためのものです。アルコール乱用者に対する責任をあなたに押しつけることはしません。この新しいプログラムは長年の実証的研究にもとづいたものであ

り，あなたと同じ状況にある人たちに対する，優れた効果が確認されています。これまで治療を拒んでいた物質乱用者の多くが，実際に治療を開始するようになり，また，その治療継続率は他の物質乱用者と比較すると約6倍から7倍にもおよぶことがわかっています。さらに，このプログラムを行った人たちは，希望や理解，そしてチャンスを得ることができたと語っています。あなたも，自らの生活の質，人間関係，そして愛する人の生活を改善することができるのです。

　このプログラムの根底にある考え方は，アルコール乱用者の人生に対して最も影響を与えるのは家族や友人，あるいは恋人である，というものです。肯定的な形であれ否定的な形であれ，アルコール乱用者は身近な人に最も強く反応します。そのような身近な者のひとりとして，あなたは相手の態度を前向きなものへと導くことができる立場にあります。あなたは愛する人に対して多大なよい影響を与えることができるのです（自分のことをナビゲーターであり，運転手であると考えましょう。通行可能な道を示す地図を手にしているのも，ハンドルを握っているのもあなたです）。

　長年一緒に暮らしてきたパートナーであれば，その癖について他の人が知らないような知恵を持っているはずです。もっといえば，本人と同じくらい，もしくはあなたの方がアルコール乱用者のことにくわしいかもしれません。求めるものを手に入れる意欲と熱意さえあれば，大きな変化を起こすことができます。あなたの知識と決意を合わせれば，運転手としてのあなたの立場は確実なものになります。本書は，過去に失敗した方法に代わる新しいプログラムを提供することで，あなたの頑張りをサポートします。人生において絶対などという保証はありませんが，それでも私たちは，愛する人に対してより効果的なかかわり方――あなたの生活の質を高め，アルコール乱用者が断酒に対して新しい見方をすることができるようになる対処法――を学んでいただけるはず，と確信しています。

期待できる結果

　大切な人と距離を置くことを勧める手法もありますが，私たちはそういった方法はお教えしません。逆に，人間関係をうまく活かすことができるように，あらゆる方法でお手伝いします。私たちが重視するのは，教育，権利，そして希望です。人生の主導権を握り，あなたの大切な人とよりよい関係を築く方法を学んでほしいのです。しかし同時に，たとえ最終的にアルコール乱用者が飲みつづけることを選択したとしても，あなた自身が質の高い生活を確保する方法もお教えしたいのです。その時点では，すでにあなたはできることをすべてやり終えた後で

すので、いっさいのやましさを感じることなく自分を解放してあげることができるでしょう。

　この新しいプログラムを取り入れた人たちは、さまざまな結果を手にしています。文字通り、あきらめることでしか前進することができない、という結論に達した人もいないわけでありません。ですが、体系的にこのプログラムを適用した人の多くが、それまでよりも生活全体が好ましいものとなるような結果を得ています。アルコール乱用者が飲酒行動に関して治療を受けるようになる、という結果が得られたり、夫婦間、家族間におけるわだかまりを解消するためにカップル療法や家族療法を受けるようになることも少なくありません。また、仕事や社会生活において前向きな変化を得た人もいます——これは、アルコール乱用者だけでなく、アルコール乱用者の周囲の人たちも同様です。私たちは、飲酒にかかわる行為だけに焦点を当てるのではなく、もう少し大局的な見方をすることで、生活全体における喜びが増し、自分自身に対するケアもできるようになる、と考えています。つまり、あなたは、人生におけるさまざまな領域において変化を起こすことができるのです。これはすべて、あなたが求めるものが何なのかによります。『オズの魔法使い』において、ドロシーはオズから戻る手段を最初から持っていましたが（あの「赤い靴」のことを覚えていますか？）、同じようにあなたもまた、すでに状況を変える力を持っているのです。いまから学ぶのは、まさにその力を解き放ち、変化を起こす方法です。

　この旅の最後には、あなたはきっとこれまでとは違う自分を発見することができるはずです。そう、人間関係における被害者でもなく、加害者でもないあなた自身を。そのときあなたは、自らの人生の主導権を握り、前向きな変化を起こし、進むべき道を合理的に選ぶことができる人間になっているでしょう。

　以下にクラリスの物語を紹介しましょう。彼女は、このプログラムを学び、結婚生活をよりよいものにする決意をしました。他人から見れば、手に負えないほど悲惨な状況でしたが、綿密に考え出した小さな変化を起こすことで、クラリスは悪夢を未来ある関係へと発展させることに成功したのです。

クラリスとマニュエル

　この新しいプログラムを学びに来た時点で、クラリスの虐待的な夫婦関係はすでに13年もの長きにわたっていました。彼女の夫であるマニュエルは仕事で大金を稼いでおり、クラリスは専業主婦として子どもたちの世話をしていました。世間的には、幸せな家庭に映っていたことでしょう。し

第1章 プログラム *The Program*

かし，マニュエルは毎晩のように酔っぱらい，クラリスと子どもたちを言葉によって虐待していたのです。さらにマニュエルは，クラリスの気持ちにおかまいなく，一方的に自分の性的欲求を満たそうとし，クラリスが拒否しても強引にセックスをしていました。

クラリスは，プログラムを学びはじめてから数カ月間は，自分がセラピーに通っていることを夫に告白する勇気が出ませんでした。しかし最近，夫から「前ほど不機嫌なことが少ないな」といわれた際に，彼女はついに告白したのです。マニュエルとしては，見知らぬ人に自分たちの生活を話すということが気に入らないようでしたが，クラリスがセラピーに通うことについては「許可」し，干渉はしませんでした。クラリスはセラピーに通いつづけ，プログラムで学んだテクニックを日々の生活のなかに取り入れました。何カ月か経過した後，マニュエルはプログラムに興味を持ちはじめ，やがてセラピストにも会うことになりました。初めてのセッションでは，セラピストとマニュエルとのあいだで議論が紛糾しかけましたが，最終的にはマニュエルは自らすすんで，妻と一緒に夫婦カウンセリングを受けることを決意しました。

クラリスとマニュエルがそろって夫婦カウンセリングを受けるようになったのは，クラリスが**このプログラム**を学びはじめて1年以上経ってからのことです。マニュエルは飲酒をやめ，妻や子どもたちとの関係にしっかりと向き合うようになりつつありました。その頃になるとクラリスは，コミュニティ・カレッジの講義に参加するようになり，自分の努力をとても誇りに感じるほどになっていました。クラリスは夫に，二度と自分自身や子どもたちのニーズが無視される関係に甘んじたくない，ときっぱりと伝えています。クラリスとマニュエルとの関係が前向きなものへと変化するまでには，通常よりも時間がかかりましたが，この二人の話から，一見，不可能と思えるような状況でも，努力と勇気と忍耐さえあれば立て直すことができるということがわかっていただけるでしょう。

何百人もの親たちも，小言や脅しの代わりに**この新しいプログラム**を取り入れることで，10代の子どもたちをポジティブな方向に向かわせることに成功しています。リタとジョージは16歳になる息子マニーがマリファナを使っていることに気づき，このままでは，先々にもっと悪いことが起きるのではないか，という大きな不安を抱えて，私たちのもとを訪れました。

リタ，ジョージ，マニー

リタとジョージはこのところ，ひどく胸を痛めていました。息子のマニーが門限を守らなくなり，学校のある日も，目覚まし時計がいくら鳴っても起きようとしなくなったからです。不安に思いマニーの部屋をこっそり調べたリタは，洋服ダンスのなかにマリファナ用のパイプと不審な植物の種子を見つけました。息子に対して激怒するのではなく（最初はそうしたい衝動に駆られましたが），リタとジョージはまず，自分たちが誇りに思っているマニーの長所や，好ましい態度に思いをめぐらせることにしました。マニーに変化を求めるならば，彼のすばらしい点についてもきちんと伝えてあげなくてはならない，と考えたからです。それから，マニーが価値を感じている活動や特権は何なのかを検討してみました。具体的にいうと，マニーは，家族と共用の自家用車を運転して，ガールフレンドとデートするのが大好きでした。マニーのガールフレンドは可愛らしい若い女性でした。リタは，彼女にもマニーの薬物問題について質問してみました。すると，その際，彼女はマニーが薬物を使用するのを嫌っており，すでにやめるようお願いしたこともある，と話してくれました。彼女はリタと，マニーが薬物を使用しているときは会わない，という約束をしました。もしもマニーがハイな状態で彼女の自宅にやってきたら，「薬物をやっていないあなたと一緒にいたいから，出直してきて」ということにしたのです。マニーの親として，リタとジョージは，マニーに次のことをはっきりと求めました。すなわち，帰宅の門限をきちんと守ること，薬物に関連する道具を捨てること，そして，毎週金曜日に尿検査で薬物反応が陰性という結果が出た場合のみ，土曜日の夜に家族共用の自家用車を使うことを許可する，といったことです。当初のうち，マニーはこのような取り決めに腹を立てていましたが，両親とガールフレンドはいずれも計画を忠実に守ったため，最終的にはマニーも，要求に応じた方がはるかに楽しい生活が手に入ると考え直したようでした。こうして息子の行動が改善されはじめると，両親が彼をほめたり，支持したりする機会も多くなり，ますます生産的で落ち着いた話し合いができるようになりました。

本書の構成

　本書を執筆する際にむずかしいと感じたことのひとつは、セラピーにおいて見られる動的かつ相互作用的なプロセスを、薄っぺらで無反応な紙のうえにまとめるという作業でした。これを実現するうえで最もよい方法を求めて、長く過酷な努力を重ねてきました。1-2-3と順を追って、平均的な乱用者家族が経験するであろう、治療経過中の出来事を取り上げていくべきなのか？　それとも、取りたてて順序立てずにすべてを列挙し、お盆のうえから好きな前菜を選んでもらうように、読者が好みのものを選びとれるようにするべきなのか？　結局、私たちは、いずれのやり方にも納得ができませんでした。1-2-3と並べる方式を採用しなかったのは、この本の読者が平均的な人ではないと考えたからです。つまり、あなたは特別な人なのです。あなたの個性や嗜好、あるいはスキルや能力を考慮する必要があります。さらにあなたの大切な人の独自性が加われば、とてもではないですが、「平均的」などと一括することはできなくなります。その結果、私たちに残されたのは、いつ何をするべきかといった明確な方向づけのない、ヒントやテクニックの寄せ集めということになります。こちらのほうが多少はましだと思いましたが、この方法にもやはり無視できない問題がありました。さまざまな方法をうまく組み合わせて、小言や懇願、脅しに代わる、生産的なプログラムを作り出すことができる人であれば、そもそもこんな本をいまさら読む必要などないからです。つまり、前菜の盛り合わせを提供するだけでは不十分であると感じたわけです。

　最終的に、このプログラムを紹介する最良の方法として、1-2-3と並べる方法と寄せ集めの手法を組み合わせることにしました。最初の三つの章では、真の前進が得られるように、まずは読者全員に理解してもらいたい必要不可欠な要素を説明し、そして残りの章では、順番通りに行う必要のないスキルや知識をすべて取り上げる。そうすればあなたが次のステップを決める際、その時点であなたの状況に最も近い章（複数でも可）を見つけ出し、参考にすることができるでしょう。しかし、実行する事柄を選んで決める前に、まずは全体を読むことを強くお勧めします。章や節のタイトルを見るだけで、「これは知っている」、「これは必要ない」と早わかりするかもしれませんが、いずれの章も、既知の事柄に新たな解釈を加えたものです。そして、その解釈を知ることで、この先の道のりがずいぶんなだらかになるでしょう。要するに、出発前に持ち物がすべてそろっているか確かめなくてはいけないわけなのです——最新版の地図やタンク満タンのガソリンなど。いずれも省略して進むことはできません。

私たちが実際に援助をした人たちの実例を本書に取り入れることは，すぐに決まりました。古いいい回しをもじっていえば，ひとつの実例は百の説明に勝る，と考えたからです。各章で新たなテクニックを紹介する際には，そのテクニックを実際に使った例をあげるようにしました。これらの例を読めば，**この新しいプログラムをあなたの人生に当てはめる方法について，具体的に理解していただけるでしょう**。

　また，この後の各章にはさまざまな実践課題が配されております。あなたが学んだスキルにさらに磨きをかけるために，これらの実践課題を通じて，各事例において関係者たちがどのような対応をしたのかを紹介します。ただ，達成例を読んで何をすべきかがわかればそれで十分，と思ってしまう人が多く，その点はつねづね問題だと感じてきました。注意してください。知るということと実際に行動を起こすこととは同義ではありません！　実際に自分で実践課題をやってみなければ，実生活において学んだスキルを適用することはむずかしいのです。したがって，ノートを準備して，達成した実践課題を書き留めておくことを強くお勧めします。スキルによっては，短時間でできるものもあれば，考え込んでしまうものもあることでしょう。読み終えたばかりの内容や，あなたの人生における問題，夢，落胆など，あらゆる事柄について熟考してみましょう。**これらの実践課題の真の目的は，各章の内容をしっかり消化し，自分のものにすることにあります**。

　旅の途中，あなたには自分自身で状況を分析し，計画を立ててもらいます。考えや計画を書き留めたり，実践課題シートをまとめたりするために，新しいノートを1冊用意してください。行動を変えるプロセスのなかで揺るぎのない「真実」があるとすれば，それは，自らの人生に関する重要な事実を記録できる人こそが，人生における重要な変化を生むことができる人である，ということです。ぜひ成功できる人になりましょう。実践課題を実行することがプログラムを実行することを意味します。

　各章の冒頭では，さまざまな事例を紹介しており，各事例について実態課題ワークシートで対応のポイントを説明してあります。また，各章の末尾では，キャシーとジムの物語が進行していきます。この二人の人物はフィクションですが，本プログラムを実行した，多数の実在の人物の話を合成して作った物語です。二人の物語の重要なポイントを解説することで，実生活においてこのプログラムをあてはめることが少しでも容易になればと考えています。ジムとキャシーは想像上の人物ではありますが，彼らの体験はこのプログラムで成功をつかんだ人たちの実体験にもとづいたものです。

第1章 プログラム *The Program*

キャシーとジム：別の対処法の必要性

　子ども時代から恋人同士だったキャシーとジムは，高校卒業後しばらくして結婚しました。結婚8年目になって，キャシーはプログラムをはじめました。彼らの物語はあなたにも身近なものかもしれません。

　高校卒業後，キャシーは大学進学をやめて，ジムのプロポーズを受けることにしました。すぐに地元の工場で，安定した給料が得られる仕事を見つけたジムは，高校時代の仲間たちが地元に残ったこともあり，彼らとのつきあいをつづけていました。高校時代からビール好きだった男たちは，卒業した後も「ちょっと一杯」をやるために集まっていました。残念なことに，ジムの「ちょっと一杯」は増えつづけ，ついにはキャシーよりお酒の方を大事にするほどになってしまいました。

　結婚当初，ジムとキャシーはいつも一緒にすごしていました――一年中，釣りやキャンプに一緒に行ったりしながら，家庭を築いていくことを楽しんでいたのです。しかし月日とともに，当初二人のあいだをつなぎとめていた，こういった行動はなくなっていきました。キャシーによれば，治療をはじめた時点で，最後に二人が魚釣りやキャンプに行ったのは5年前のことであり，すでにその頃，ジムは3人の子どもたちへの興味も完全に失っていました。当時のジムが関心を持っていたのは，お酒を飲むことと，バーでたむろすることだけでした。

　キャシーはジムに「育児や家事を手伝ってほしい」と伝えましたが，「俺が稼ぎ手なのだから，家や子どものことはおまえの仕事だ」といわれたそうです。またキャシーは，飲酒について話し合おうとしたところ，ジムから手をあげられたので，もう話すのが怖くなり，以来，まったくその話題は持ち出していないとのことでした。そのときには，近所の人にジムから殴られた痣を見られるのが嫌で，2週間ほど家のなかに閉じこもっていたそうです。子どもたちには階段から落ちたと説明したとのことでした。

　キャシーは怯え，人生に行き詰まりを感じていました。大学進学をあきらめ，まともに就労した経験のないキャシーは，自分ひとりで生計を立て，子どもたちを養っていくことなど到底できない，と考えていました。ジムと話す際には，彼を怒らせないようにびくびくしていました。料理や掃除など「よき主婦」がするべきことはやっていましたが，それにもかかわらず，キャシーの気分は日に日に

落ち込んでいきました。体重が増え，自分の見た目を恥ずかしく思うようになったキャシーは，友人のところに遊びに行くのもやめ，人を自宅に招くこともほとんどしなくなりました。それでも，さすがに年末年始などには人に会わないわけにはいきませんでしたが，そのような場では，ジムが酔っぱらって突拍子もない行動をとるのではないか，といつも怯えていました。それは，キャシーにとって文字どおり悪夢のような時間でした。彼女はこう語りました。「私の人生は大失敗です。いっそのこと，もう死んでしまいたいです。子どもたちがいなければとっくに逃げ出しているところです」

第2章
ロードマップ

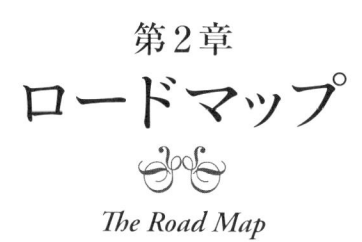

The Road Map

ホーリーとダン

ホーリーがはじめて私たちのクリニックにやってきたのは，彼女いわく「ぎりぎりの」暮らしが7年ものあいだつづいた後でした。結婚当初，ダンはいわゆる「つきあいでの飲酒」をしていましたが，会社での地位が上がるにつれ，緊張をほぐすため，といいわけしては毎晩飲むようになりました。彼は，「広告業界ってのは実に非情なビジネスなんだ」と語り，「ストレス解消」のために仕事の後の飲酒は欠かせないといっていました。ホーリーはたびたび，「もっとストレスが少なくて満足のいく別の仕事を探すべきじゃないかしら」と提案しました。しかし，それにもかかわらず，ダンはあくまでも自分の仕事や出世の野望，そして，それらすべてに耐えるためのアルコールにこだわりつづけ，実際に会社で出世するのに伴って，ダンの飲酒量は増加していきました。毎晩仕事から帰るとジャージに着替え，ホーリーと一緒に夕飯を食べ，スコッチの水割りの最初の一杯を作ると，その後それが何杯もつづく，というのが日課になりました。当時，二人は毎晩，延々と口論をつづけていました。子どももおらず，友人たちはダンの個性の強烈さにうんざりして離れていってしまったこともあり，二人にはけんかをつづける以外，他にすることがなくなっていたのです。

本章では三つの目標に取り組みます。まずは，アルコール乱用者の飲酒パターンについてあなたが知っていることのすべてを，詳細に記述します（あなたは，自分が実に多くのことを知っているという事実に驚くはずです）。次に，その情報を使って，本人の飲酒パターンの「ベースライン」を把握します。つまり，ここでは，実際どれほどの飲酒がどのような状況下で行われているかを見きわめるわけです。そして最後に，手に入れた情報を使って，あなた自身の態度を変え，ひいてはアルコール乱用者の態度を変えるための具体的な行動計画を立てるのです。

飲酒行動マップを作る

　アルコール乱用者との生活を通じて，あなたはこれまでに本人の飲酒パターンに関して，きわめて多くの経験と知識を得てきたはずです。もしもあなたには，「絶対こうなると思った」とか，「はいはい，またはじまった」と思うことがあるなら，それはまずまちがいないでしょう。ですから，大切な人がある行動をとると，その後つづいて生じる出来事にいくつかのパターンがあることもよく知っているはずです。それどころか，相手が次に何をするか，まるで霊能者のように完全に予知できることもあるのではないでしょうか？　そのような知識を持っているあなたは，アルコール乱用者の態度をあなたの望む方向へと誘導できる立場にあるといえます。ですが，まずはマップ（地図）が必要です。これまでの経験から，いったい何が飲酒の引き金になっているのか，飲酒量を増やしたり減らしたりする原因は何か，どこで巻き込まれてしまうのか，地雷は何か，といったことを把握しましょう。つまり，「目的地に到着するためにはマップを活用せよ！」ということです。

　飲酒行動マップには三つの主要ポイントがあります。第一に，飲酒の引き金が記されていることです。これは高速道路にある出口を示す標識のようなものであるとお考えください。第二に，酩酊の初期サインが書かれていることです。これは高速道路の出口に掲げられている速度制限標識になぞらえることができます。片手に酒を持って馬鹿みたいにニヤニヤしているのであれば，それは明らかに酔っぱらっているというサインです。しかし，単に不機嫌なのか，それとも帰宅途中に立ち寄って飲んだハイボールのせいで不機嫌なのかを見きわめるには，ある程度の洞察力が求められます。つまり，アルコール乱用者がまだしらふという道を進んでいるのか，それとも，すでに飲酒という出口で高速を降りた後なのかを判断しなければならないわけです。その判断にはいくつかの手がかりが必要となります。そして最後に，マップには飲酒によって引き起こされる影響が記されてい

る必要があります。大切な人が飲酒という出口で降りてしまったら，そこから先の展開にはいくつかの異なるパターンがあるはずです。飲酒をやめさせようとするあなたの努力が，かえって本人の飲酒を後押しすることも少なくありません。だからこそ，飲酒の引き金やサインだけでなく，飲酒時にあなた方二人のあいだで起こり得る出来事をきちんと書き記しておかなくてはならないのです。このようなことが記載されたマップがあれば，何が飲酒を促進し，何が非飲酒もしくは断酒というスムーズな道につながるのかがはっきりとわかるようになります。

▶飲酒の引き金

　出来事，機嫌，人，時間，日，思考，場所，においなど，あなたの大切な人の飲酒を促進したり，本人がもうすぐ飲みはじめるぞ，とあなたに警告したりする引き金はたくさんあります。本人がまだお酒を飲んでいないとしても，あなたはその引き金がひかれたら飲みはじめることを知っているはずです。これらの引き金は，出口が近づいていることを知らせる高速道路標識に似ています。しかし，次の出口を知らせる道路標識があったからといって，必ずそこで降りるとはかぎりません。同様に，飲酒の引き金になり得るものであっても，それがつねに飲酒を引き起こすわけではないのです。私たちが定義する飲酒の引き金とは，「しばしば」飲酒につながるものを指しています。

　人にはそれぞれ個性があるとはいえ，引き金はアルコール乱用者の多くに共通しています。そのようなしばしば見られる引き金のリストを，実践課題1にまとめてみました。このリストを読み，あなたの大切な人に当てはまるものにチェックをつけてください。これを読めば，私たちがここで何を求めているかがわかるのではないかと思います。リストの最後には，あなたの大切な人にあてはまるけれど，このリストにはないものを書き加えてください。しばしば飲酒のきっかけになる状況をすべて思い出してみましょう。以下には，ダンの飲酒行動マップにおいて，ホーリーが飲酒の引き金だと考える事柄を列挙してみました。ホーリーはまず実践課題1で思い当たるものにチェックをつけました。そして，それらを見直し，じっくり考え，ありがちなパターンをまとめてダン専用にまとめました。ホーリーの実践課題をしっかりと把握し，あなたも自分のノートを用いて同じことをやってみてください。

実践課題 1 ── 飲酒の引き金

あなたの大切な人にとって飲酒の引き金になりやすいものは何でしょうか？

	退屈
✓	職場で悪いことがあった日
	職場でよいことがあった日
✓	仕事のある日
✓	緊張感
	憂うつ
	友人と一緒に車で帰ってくること
	友人とスポーツ観戦すること
	ひとりでスポーツ観戦すること
	子どもがうるさかったり邪魔をしたりすること
	あなたとのけんか
	気分がよくてお祝いしたいとき
	友人を招待したとき
	けんかのたねを探しているとき
	月経前症候群
✓	上司に関する不満を口にしたとき
✓	同僚に関する不満を口にしたとき
	家に漂う暗い雰囲気
✓	多忙なスケジュール
	人生がいかに絶望的か話しているとき
	子どもが騒がしい（少なくともアルコール乱用者自身はそう感じている）とき

ここには掲載されていないものの，しばしばあなたの大切な人がお酒を飲む原因になる，といった状況はないでしょうか？　あれば，それもこのリストに加えて，あなたの大切な人によく見られるパターンを探り，ここにそのパターンを要約してみましょう。ちなみに，ホーリーはダンのパターンを以下のように要約しました。

ダンの飲酒パターン

　　ダンはストレスの多い仕事をしていて ── もちろん，誰もが飲まずにはやっていられないというわけではないが ── ダンにとっては，これが完全に飲酒の引き金になっている。職場ではつねに無力さを感じており，いつかきっと自分が「見せかけだけ」だということがばれるのではないか，という不安を感じている。だから，プロジェクトの締め切りが近づいたり（広告業というのは発注から納期までが短く，締め切りも多い），値踏みをされるようなプレゼンテーションの場に行かなければならなくなったりすると，自分の限界を超えたストレスを感じてしまう。

長年にわたるダンの仕事に対する不満や飲酒発作の観察にもとづいて，ホーリーは以下のような飲酒の引き金を特定しました。ダンの場合，評価されることに対するストレスが理由になっているようです。

ダンにとっての飲酒の引き金
- プロジェクトの締め切りが3週間以内に迫ったとき
- 上司の前で顧客へのプレゼンテーションをしなければならないとき
- 自分より地位の高い人と交流しなければならない，会社のイベントのとき（ピクニック，ゴルフの試合，パーティーなど）
- 同僚から，ダンがほしがっていた仕事を他の誰かが獲得したと聞かされたとき
- 「非情な一日」だった，といいながら帰宅したとき

アルコール乱用者の多くは，飲みはじめるための「引き金」など必要としないことはわかっています。しかしながら，激しい飲酒行動には必ず何らかの先行する出来事のパターンがあるはずです。

▶飲酒のサイン

さて，アルコール乱用者を酒へと駆り立てるものが何なのか，おおよそわかりましたね。次に，なぜあなたには本人がすでに飲んでいることがわかるのか，といったことについて考えてみましょう。一口目から酔っぱらってしまうまでのあいだには，しらふから酔っぱらいへの移行を示すサインがあるはずです。それを見つけましょう。

とにかく，アルコールが脳まで達してしまったら，もはや理性的な話し合いや交渉は不可能となります。アルコールや薬物には，短時間で人間の明晰な思考を妨げてしまう効果があるのです。そうなった時点で，あなたがやるべきことは次の二つです。まず，最も重要なのは安全を確保することです。もしもあなたの大切な人に暴力のサインが見られたら，すぐに安全策を実行しましょう（第3章参照）。もしも，まだ安全を脅かされる事態になっていないのであれば，最重要事項となるのは次のことです。すなわち，これ以上の飲酒を促進するような行動は絶対にとらない，ということです。すでに作成した行動マップから，この二番目の目標を達成する方法がわかります。

あなたの大切な人が飲酒をはじめたら，どのような変化が生じますか？　家のなかをうろうろしはじめますか？　まぶたが重そうになりますか？　けんかをし

かけてきますか？ 実践課題2のリストを見直し，そこに書かれていないサインがあれば追加してください。この課題がむずかしいと感じる方は，本人が最後に飲酒したときのことを思い出して，それぞれの段階で何が起こり，本人はどんな様子であったかを書いてみてください。

ホーリーはダンの飲酒のサインを次のように示しました。ホーリーの実践課題をしっかりと確認し，あなたも自分のノートで実践課題2を完成させてください。

実践課題2 ── 飲酒のサイン

私は大切な人がお酒を飲みはじめたことがわかる。なぜなら……

	ビール6缶入りケースを持って帰ってきた
✓	歯を食いしばったり，こぶしを握ったりしている
	とろんとした目になる
	まぶたが重そうになる
✓	しゃべり声が大きくなる／小さくなる
✓	一生懸命働いているのだから一杯くらい飲むのは当然だという
	むっつりと不機嫌になる
	しゃべっていてもろれつがまわらなくなりはじめる
	感情的になる
✓	家中をうろうろしはじめる
	無感動になる
	家族に背を向ける
	子どもたちが別のことをしていて忙しいにもかかわらず，自分と一緒に「親子の時間」をすごしなさいと主張する
	ひとりになりたがる
	激しい気分の変動が見られる
	食べるのを拒否する

他に，あなたの大切な人が泥酔へと向かっていることを示すサインはないでしょうか？ それもリストに加えて，ありがちなパターンを探るべく要約してみましょう。ホーリーは，ダンのパターンを以下のように要約しました。

ダンの飲酒のサイン

ダンは，お酒を飲みはじめたら私が怒るのをよくわかっているので，飲酒を隠そうとすることがある。そんなとき，ダンは帰宅途中に一杯ひっかけてくるか，夕食後何か用事があることを口実に外出して，ジョーのバーに行く。息がアルコール臭くなくてもわかる，なぜなら……

- 声が大きくなる
- 歯を食いしばっている
- ネクタイがゆるんでいる（しらふのときは家に着くまで絶対にゆるめたりしない。印象が悪くなるから，といっている）
- しらふのときはそんなことがないのに，玄関で靴を脱ぎ忘れてしまう
- とくに食べたい物もないのに何度も冷蔵庫をのぞきに行く
- 「職場の誰も自分の才能を認めていない」と文句をいう

　上出来です。どのような状況が飲酒につながりやすいか（つまり飲酒の引き金），飲みはじめのサインはどのようなものか，だいたいわかりましたね。これで，マップの第1部と第2部は完了です。

▶飲酒による影響

　マップにおける最後の部分は，飲酒の結果生じる影響を明らかにします。飲酒や飲酒にまつわる問題のせいで起こる出来事を，順番に，よりくわしく同定することができれば，そのパターンを変える方法も見つけやすくなるでしょう。

　あなたの大切な人が飲酒した場合，その結末はどのようなものですか？　気分が滅入るようなことかもしれませんが，この作業なしではマップを完成させることも，状況を変えるあなたの能力を完成させることもできません。

　ほんのちょっとだけ時間をかけて，大切な人が飲酒することで引き起こされる状況を思い出してみてください。注意してほしいのは，口論や二日酔いといった直接的な出来事だけでなく，借金や医療問題，あるいは，チャンスを逃してしまったり，友人をなくしてしまったりといった，長期的に見て否定的な影響も含めて考える，という点です。そのとき，本人の飲酒によって生じる，肯定的な影響についても考えてみましょう。奇妙に聞こえるかもしれませんが，大切な人の飲酒があなたの人生によい効果を与える場合もあるのです。たとえば，不満足な性生活を回避できたり，本人があなたに対して依存的でいてくれたりするなどがあげられます。必ずしも肯定的な影響がなくてはならないということではなく，その可能性を素直に受け入れておくと，変化を起こしはじめてから不意打ちを食らわないですみます。そのために把握しておくのです。知識は力だということを忘れないでください。

　ホーリーはそれまで考えたことのなかったダンの飲酒の影響を特定することに成功しました。それらを認識することで，変えるべきことと，変えるための方法を見つけることができました。

実践課題3を使って，飲酒の影響に関するリストを作ってみましょう。長期的なものから短期的なものまで，また，アルコール乱用者やあなたが払う犠牲についても考えましょう。以下に示すものは，ホーリーがこの実践課題を行ったものです。あなたもノートに自分でやってみてください。

実践課題3──飲酒による影響

飲酒のおかげで私もしくは私の大切な人は…

	体調が悪い
✓	二日酔いがひどい
	罪悪感や恥ずかしさを抱えている
✓	仕事を休んでしまった
	パーティーでより社交的になれる
	仕事をくびになった
✓	二人の関係から喜びが失われた
	育児が困難
	自動車事故を起こした
	飲酒運転で捕まった
	経済的に厳しい
	健康に問題がある
	DVを経験した，もしくはそのおそれがある
	飲酒時の行動で恥をかいたことがある
✓	リラックスできない
	物騒な行為におよんだ（例：スピードの出しすぎや飲酒運転）
	友人を失った
	外見的な魅力が減った
	社会生活に損害があったもしくは社会生活自体を失った
	近所での評判が悪い
	肥満の問題
✓	セックスができない
✓	性生活が阻害されている
	性生活の阻害が軽減された
✓	私有もしくは共有の財産が壊された
	アルコール乱用者は私を必要としているので，その人は絶対に自分とは別れられないと感じる
✓	つねに飲酒問題にかかりっきりのため，他の問題への対応を避けている
✓	不満足な性的関係を避けている

あなたにとって，他に飲酒による重大な影響がないか，考えてみてください。あれば，それもリストに加えて，現状を把握するために全体をまとめましょう。ホーリーは現状を以下のように要約しました。

ダンの飲酒による影響

私はつねづね，ダンの飲酒による影響は私たちが口論になることくらいだと思っていた。もちろん，将来についていろいろと心配なことはあったが，いまのところまだ大丈夫だと考えていた。しかし，少し時間をかけて考えてみると，他にもたくさんの影響を受けていることに気がついた。

- 口論（当然）
- 私の偏頭痛（彼が飲酒をしていると頻繁，かつひどくなる）
- ときどき欠勤する（ダンは二日酔いのせいで，私は偏頭痛のせいで）
- 夕食の片づけや公共料金の支払い，あるいはごみ出しといった，夕方以降の家事から，ダンが逃げてしまう
- 子どもをつくるべきかどうかに関する話し合いを避けることができる（ダンはとても欲しがっているが，私は自分のキャリアを中断したくない）
- 性生活はもう長いことなくなっている
- ダンがふらついてグラスを割る

それでは，ここまでで学んだことを整理するために，ホーリーとダンの例を見てみましょう。

ホーリーは，仕事に関して評価されていると感じたり，期待に応えられていないと感じたりする状況がダンの飲酒の引き金となっていることに気づきました。要するに，これが，ダンのいう「非情な一日」という言葉が意味するものです。

また，帰宅途中にダンがすでに飲んできたことや，これから飲みはじめるだろうことを示すサインを同定しました。帰宅時にネクタイがゆるんでいたり，歯を食いしばったりしているときは，会社を少し早めに出て地元のバーで一杯飲んできたことを示すサインです。歯を食いしばっているのは，「誰がなんといおうと絶対にもう一杯飲むぞ」という意志の表れともとらえられます（脳が薬物の影響下にある人と理性的な話し合いをしようとしても，まったく無意味です）。ダンとホーリーが受ける影響は，おそらくあなたにも当てはまるのではないでしょうか？ 口論，怒り，憤り，親密さの喪失，しばらく沈黙した後，突然口をついて出てしまう怒りの言葉，ダンがふらついて割ってしまうグラス，そして二人の欠勤（ダンは二日酔いのせい，ホーリーは偏頭痛と悲しみのせい）。

この時点であなたにとって最も重要なのは，大切な人の飲酒の引き金となる出来事を確実に同定できること，本人が飲みはじめたことがわかること，そして，飲酒がおおよそどのような影響を与えているのかを知ることです。そういった情報があれば，あなたは変化を起こすことができます。ホーリーが，ダンが帰宅して飲酒とけんかをはじめるサインを察知することができるように，あなたにも同じことがわかるはずです。わかっていれば，その道を行かないようにすることができるのです。毎回お決まりの口論と涙を回避するために，引き金やサインに注意し，コントロールすることができる結果を変えていきましょう。その状況から離れたり，口にする言葉やまなざし，あるいは行動を変えたりするのです。本書を読み進めていくうちに，どれほど多くの変化を起こすことができるのかがおわかりいただけると思います。

ベースラインを知る

　「ベースライン」とはあなたのスタート地点を指します。アルコール乱用者のベースラインを知るということは，相手の飲酒量や頻度を可能なかぎり推定することを意味しています。つまり，現在の飲酒パターンを知るということです。ベースラインを設定するのには二つの理由があります。ひとつは，大切な人の飲酒についてあなたが知るすべてのことを記したマップを完成させるため，そして，もうひとつは，進展があるたびにそれを自覚できるようにするためです。

▶大切な人の飲酒量は?

　ベースラインを知るためにまず行うことは，大切な人の飲酒量やその頻度を知ることです。実践課題4に取り組んでみましょう。リストに示されたすべての質問に注意深く答えてください。本人の飲酒について正確にイメージするのがむずかしい場合には，カレンダーを使って一日ごとに思い出してみましょう。昨日は飲んでいたか，もしそうなら量はどのくらいだったか？　では，一昨日やその前の日は？　平日と週末ではどちらの飲酒量が少ない／多いのか，あるいは，週によって飲酒パターンは異なるのか？　本人の飲酒にごく標準的なパターンがある場合には簡単ですが，そうでない場合でもこの作業はとても重要なものです。
　アルコール乱用者は「特別な飲酒の日」というのを作っていることが多く，この日はともすれば泥酔するまでの深酒をしがちです。人によって，それは休みの日であったり，給料日であったり，スーパーボウル（全米フットボール王座決定戦）が行われる日曜日（もしくは毎週日曜日）であったり，スタンレーカップ

(北米プロアイスホッケーリーグ)の決勝戦の日であったり，あるいは誕生日や金曜の夜など，とにかく羽目を外すいいわけになる日ならば，いつだってかまわないのです。

　あなたは，本人が，実際に目にしている以上にたくさんのお酒を飲んでいるのではないか，と直感することはないでしょうか？　あるいは，実は隠れたところでもっと飲んでいるのではないか，と勘ぐることはないでしょうか？　このような場合，あなたは自分の勘を信じてよいと思います。問題あるアルコール乱用者はこっそり隠れて飲むことが少なくありません。ですから，おそらくあなたの勘は当たっているはずです。とはいえ，本人の行動を24時間見張ることはできませんので，ひとまずはできる範囲で正確な見積もりを出せればけっこうです。

　実践課題4の質問に答える際には，以下の飲酒量の定義をガイドラインとして使います。以下のいずれであっても「1杯」としてカウントしてください。

　　日本酒　　1合
　　ビール　　500ml
　　ワイン　　200ml
　　焼酎　　　100ml

　上記はいずれも，アルコールが薬物とされるゆえんであるエタノール約20グラムを含む分量です。

実践課題4──標準的な1週間の飲酒量を推定する

注意──アルコール乱用者の仕事が月曜から金曜までではない場合は，それに合わせて調整してください。

1. ふつうの月曜日，火曜日，水曜日，木曜日の飲酒量はどれくらいですか？
   一日の平均的摂取量を4倍してください。　　　　　　　　　　　　_____
2. ふつうの金曜日の飲酒量はどれくらいですか？　　　　　　　　　　_____
3. ふつうの土曜日の飲酒量はどれくらいですか？　　　　　　　　　　_____
4. ふつうの日曜日の飲酒量はどれくらいですか？　　　　　　　　　　_____
5. 上記1～4の答えをすべて足してください。　　　　　　　　　　　_____

5番目の質問の答えの欄に記入した数字が，あなたの大切な人の1週間の飲酒量です。では，1年前の標準的な飲酒量，3年前の飲酒量，出会った当時の飲酒量をそれぞれ推定して現在の数字と比較してみましょう。時を経てこの数字は増えたでしょうか？　休日や休暇中，その他の特別な時期にこの数字は増加しますか？
　また，毎日どれくらいの時間が飲酒もしくはアルコールに関連する行動に費やされているかを推定してみるとよいでしょう。酒屋やバーに行くための時間や二日酔いになっている時間，また，服役や入院の期間も飲酒による犠牲の一種と考えて，カウントしておきましょう。さらに，大切な人が他の薬物を使用しているのであればそれもベースラインに加えてください。現在の位置をくわしく知ることは未来の位置に到達するために役立ちます。**私たちが提案する新しいプログラムを行う際には，定期的にこの実践課題を繰り返してください。**これらの数字の変化は，あなたの努力がアルコール乱用者に与えた影響を測定するための手段のひとつとなります。もっとも，大切な人が断酒に向かわなかったとしても，あなた自身やあなたに頼る人々の生活の質が改善されていることこそが，最も大切な測定手段であることはお忘れなく。

▶飲みすぎってどれくらい？

　実践課題4で取り組んでもらったリストのなかに当てはまる項目がない，という方でも，飲酒量をめぐって大切な人と口論になった経験があるはずです。あなたが「飲みすぎだ」とたしなめると，アルコール乱用者は「飲みすぎてなんかいない」と反論する，といったやりとりをしたことがあるでしょう。あなたとしては絶対飲みすぎだと思っていますが，毎回否定されると，ときには「もしかすると自分がまちがっているのかもしれない」と感じてしまうこともあるのではないでしょうか？　あなたの大切な人と同じくらい飲んでいる人は他にもいますし，少ししか飲まないときだってあるでしょう。「もしかしたら自分が大げさすぎるのかしら……」といった具合です。そもそも，ふつうの飲酒量とは一体どれくらいなのでしょうか？
　ふつうの飲酒と問題ある飲酒の定義にはさまざまなものがあります。実際に薬物乱用に関する専門家を一部屋に集めたなら，きっと大混乱になることでしょう！　しかし私たちは，何グラムのアルコールであれば「公式に」飲みすぎといえるのか，といったことを気にするのをやめました。実際の生活のなかで最も有意義な定義は次のようなものです。すなわち，**飲酒のせいで問題が生じているなら，それは飲みすぎである。**
　このところ私たちは，あえてアルコール依存症という診断名をつけるといった

ことは，ほとんどしなくなりました。なにしろ，「アルコール依存症者」という呼称に相当する人がどのような人たちであるのか，この点についても専門家のあいだで一致した見解がないのです。そればかりか，この不名誉な呼称のせいで，多くのアルコール乱用者が治療から退散してしまいました。アルコール乱用者に断酒したいという意欲があるならば，何もあえて病名をつける必要などないのではないでしょうか？

深呼吸をしてみましょう

　先ほどやったように，問題の深刻さを直視するのはとてもつらいことかもしれません。アルコールがあなたの人生に与える影響のすべてをこれほどしっかりと認識したのは，初めてのことだったかもしれませんし，その結果は，予想以上にひどいものだったかもしれません。ですから，ここでいったん中断して，深呼吸をしてみましょう。そして，思い起こしてみてください。問題を書き出しただけでは，まだ何も変化は起こっていないのです。いまのあなたは問題を認識し，それに取り組む準備を進めている状況にあります。飲酒行動マップが完成したら，今度は，そこになだらかで，これまでよりも健康的な道を切りひらく方法を学びましょう。

マップの再編集

　飲酒行動マップの再編集とは，飲酒につながる引き金を除去する，もしくは最小限にすることを目指し，アルコール乱用者への対応方法を整理し直すことを意味しています。飲酒から次の飲酒へと進むのをただ眺めているだけでなく，非飲酒行動へとつながる道を新たに切りひらくのです。その意味を説明するために，エドとリディアのお話をしましょう。

エドとリディア

　エドは長年，リディアに飲酒量を減らさせようとして頑張ってきましたが，成功したことはありませんでした。小言，懇願，脅し，おだて——これらはすべて無視されてきました。リディアのいい分は，自分は「酔いつぶれるほど」飲んではいないし，ストレスを感じたときにもお酒を飲めばすぐによい気分にさせてくれる，そんなお酒を手放すつもりはない，

というものでした。一方エドは，リディアの飲酒はとても深刻な問題であると感じていました。なぜならリディアは，お酒のせいで欠勤したり保育園へ子どもを迎えに行くのを忘れたり，あるときなどは，子どもが同乗しているにもかかわらず，飲酒運転をしてしまったりするからです。そこで，エドは新しい手段をとることにしました。エドはリディアと争うのをやめ，その代わりに，彼女の飲酒行動と自分の対応に関する飲酒行動マップを作成することにしたのです（先ほどあなたがやったのと同じように）。それから，リディアから新しい行動を引き出すために，彼自身がとるべき新たな行動を決めました。たとえば，仕事を終えて帰宅したリディアが，上司から受けた不当な扱いについて文句をいっているときには（飲酒の引き金のひとつ），「上司はひどい人だろうけど，僕と子どもたちはきみにとても感謝しているよ」といいながら，彼女の肩を揉んであげることにしたわけです。それから，彼女に「自分が夕食の用意をするから熱いお風呂に入っておいで」といい，「しらふのきみと一緒にいる時間がとても好きだ」という気持ちをはっきりと伝えるわけです。エドは，リディアにとって入浴が（お酒に次いで）ストレス解消になることを知っていました。だから，そのようにすれば，彼女の不機嫌がしずまるまでワインのボトルから彼女の気をそらせることができると考えたわけです。そして，そのあいだに夕食をテーブルに用意し，もっと楽しい話題へと彼女の注意を引けばよい……。エドの工夫は見事に功を奏しました。こうしたエドの行動が増えるにしたがって，仕事の後，エドとリディアが気分よく有意義な時間を一緒に過ごすことが増えました。実際，リディア自身も，「家に帰れば気分がよくなる」と期待しながら会社を出ることが多くなりました。前向きな気分になれたおかげで，仕事のストレスも解消され，飲酒を控えやすくなりました。

　本章で収集した情報をもとに，エドがやったようにアルコール乱用者の行動マップを再編集しましょう。そのためには，あなたの大切な人の飲酒の引き金を見直し，まずは最もありがちなものの二つか三つに絞って再編集に取り組んでみましょう。それぞれの引き金についてあなたが知っていることをすべて書き出してください。その際，それぞれに関する詳細（誰，何，どこ，いつ，なぜ，どのように）と，起こる出来事に対するあなたや他の人たちの対応を含め，すべての影響を具体的に記録します。また，飲酒パターンがどのようなものかも書きましょう——「1杯だけ」のつもりがぐでんぐでんに酔っぱらうまでゆっくりとつづくのか，ぐいぐいと速いスピードでイライラしながら飲んでいるのか？

　アルコール乱用者の行動マップを再編集する際，最も簡単な方法は，1枚の紙

に書き出すやり方です。以下は，エドがリディアに関して行った，飲酒行動マップ再編集の例です。ひとつの出来事から次へとつづく流れを矢印で示しています。

> 文句をいいながらリディアが帰宅 ⇨ エドが「こっちだって今日は大変だった」といい，子どもたちはかまってほしくて騒ぎ出す ⇨ リディアは夕食の準備をしながら1杯目のお酒をグラスに注ぐ ⇨ エドがリディアに「また酔っぱらうつもりか」という ⇨ リディアは，「うるさいわねえ」といい，夕食の準備をしながら1杯目を一気に飲み干す ⇨ エドは，「子どもたちにとって悪いお手本になっているぞ」とたしなめる ⇨ リディアはまたお酒を注ぐ ⇨ エドは怒ってキッチンから出ていく ⇨ コンロの火をつけたままリディアはもう1杯注ぎ，仕事着から着替えるために寝室に行く ⇨ エドはリディアについて行って謝る ⇨ リディアは許すとはいったものの，すでにほろ酔いの様子 ⇨ キッチンに戻ったリディアはもう2杯，3杯と杯を重ねていく ⇨ 夕食ができあがり，家族でテーブルを囲む頃にはすでにリディアは酔っぱらい，エドは激怒し，散々な夜となる。

　この場合，「上司との折り合いの悪さ」という引き金と，その後につづく一連の流れが明らかになったのを機に，エドは，その流れを止める方法を見つけることができました。さらにエドは，職場での嫌な一日だけが引き金になっているわけではない，ということにも気がつきました。本当の引き金は，リディアが抱えているストレスだったのです。そこでエドは，まずストレス解消策を実行することで一連の流れを止めることにしたのです。リディアがイライラした状態で帰宅したら，「仕事は誰だって大変だ（だから自分だけがつらいと思うな）」と指摘するのではなく，彼女がリラックスできるようにサポートすることに力を注ぐことにしました。もちろん，エドにしても夕食を作ったり，子どもたちがリディアにかまってもらおうと飛びつくのを抑えたりするのは楽なこととはいえませんでしたが，その見返りは十分得られました。つまり，リディアはお酒を飲まず，おかげで一緒に楽しく夜を過ごすことができたからです。

　エドが再編集したマップを見てもらう前に強調しておきたいのですが，私たちは何もあなたに，この先ずっとすべての労働を引き受けなさいといっているわけではないのです。そうではなく，むしろ長期的な目標は，あなたが家庭を円満に維持するために費やす労力を減らし，相手が責任感ある家族の一員となれるようにすることです。しかし，しばらくのあいだは少々特別な努力が必要です。それ

にそもそも，すでにほとんどの労働はあなたの役目になってしまっているのではありませんか？　あともう少しその状態をつづけるだけで，いまよりもすばらしい長期的結果が得られるのです。

では，エドが再編集した飲酒行動マップを見てみましょう。これまでの対応に対比させて，新しい対応についてはゴシック体で記されています。

> 文句をいいながらリディアが帰宅 ⇨（エドが「こっちだって今日は大変だった」といい，子どもたちはかまってほしくて騒ぎ出す）**リディアの肩を揉んであげながら，子どもたちと自分がどれほど彼女に感謝しているかを伝える。自分が夕食の用意をしているあいだにお風呂に入っておいでという。そして，お風呂に入ればリラックスするからお酒を飲まずにすみ，みんなで楽しい夜を過ごすことができると伝える** ⇨（リディアは夕食の準備をしながら1杯目のお酒をグラスに注ぐ）**リディアがお風呂に入っているあいだに夕食の用意をする** ⇨（エドがリディアに「また酔っぱらうつもりか」という ⇨ リディアは，「うるさいわねえ」といい，夕食の準備をしながら1杯目を一気に飲み干す ⇨ エドは，「子どもたちにとって悪いお手本になっているぞ」とたしなめる ⇨ リディアはまたお酒を注ぐ ⇨ エドは怒ってキッチンから出ていく ⇨ コンロの火をつけたままリディアはもう1杯注ぎ，仕事着から着替えるために寝室に行く ⇨ エドはリディアについて行って謝る ⇨ リディアは許すとはいったものの，すでにほろ酔いの様子 ⇨ キッチンに戻ったリディアはもう2杯，3杯と杯を重ねていく ⇨ 夕食ができあがり，家族でテーブルを囲む頃にはすでにリディアは酔っぱらい，エドは激怒し，散々な夜となる）**リラックスしたリディアが階下に降りてきて，家族みんなで夕食を楽しむ。**

もしかすると，相手の飲酒行動マップにおける最もやっかいな，もしくは最も高頻度に出現する引き金の背後に，真の引き金が隠れているかもしれません。しかし，これについてさほど深く考えないでもよいと思います。真実は見かけどおりである場合も少なくないのです。給料日に飲み仲間と車に同乗して仕事から帰宅する，というのが引き金となることが多いようであれば，おそらくそれが真の引き金なのであって，別の方法で帰宅することを考えなくてはなりません。たとえば，迎えに行って外食に連れ出す，という方法もよいでしょう（もちろん，アルコール飲料を置いていないレストランで）。そうすることで，強力な飲酒の引き金を回避させるだけでなく，飲酒する代わりに，より健康的で楽しいひとときを

第2章 ロードマップ *The Road Map*

過ごすことができます。

　飲酒行動マップを再編集する際には，まず，現在のマップを注意深く見直して完成させ，そのうえで，変化を加えることができそうな箇所すべてに「迂回路」を書き加えてみましょう。同様に，たとえばひとつ目の迂回路が成功しなかったときのために，その流れの後に第二の迂回路を作っておくことも忘れないでください。エドの場合でいえば，肩揉みとお風呂が成功しなかった場合に備えて，子ども向けメニューがあり，しかも，アルコール飲料を置いていないレストランをあらかじめ選んでおき，リディアの文句に対して理解を示す返答（第9章参照）をしつつ，家族みんなで外食に出かける提案をする，といったバックアッププランが考えられます。そうすることで，再びリディアをアルコールなしでリラックスできる行動へと引き戻すことができます。

　夕食中の会話でも，リディアの意識を別の方向にそらすことができるとよいでしょう。上司がいかに能なしかについてくどくど話しつづけたり，上司に嫌味をいわれる自分を卑下したりする代わりに，たとえば子どものことや旅行の予定といった前向きな事柄に彼女の注意を向けさせるわけです。ネガティブな話題からポジティブな話題に変えることで状況を打破する，というきわめて単純な手法です。

　計画を立てる際，型にはまったワンパターンの行動を繰り返さないよう注意してください。過去に試した方法が成功しなかったのであれば，おそらくその方法では今後もうまくはいかないでしょう。目標を達成するために（第9章参照），けんか腰にならない新しい方法を見つけましょう。また，あなたの目標は，「あなたがまちがっていて，私が正しい」ということを証明することではありません（おそらくそうした証明をすることで，あなたは一時的に爽快な気分にはなるかもしれませんが）。そのことはたえず念頭に置いておいてください。目標は，この飲酒問題に対処し，よりよい生活を築くことです。**アルコール乱用者**と戦うのではなく，**問題**と戦うのです。

　最初の1杯を飲んでしまった以降のパターンを変えるには，特別，注意する必要があります。いかなる場合であっても，最も重要なのはあなたの安全です。もしもあなたの大切な人が暴力的な傾向を持っているのなら，変化を起こす前に必ず第3章を読んでおいてください。暴力の犠牲者にはなってはいけません。相手が意地悪く，絡むような態度になってきたのに気づいたら，話題を打ち切り，その場から立ち去り，必要であれば敷地の外に出てください。アルコールが脳の働きを変えてしまう，ということを決して忘れてはなりません。ですから，飲酒がはじまったら，とにかくその好ましくない状況から脱出することに意識を集中させてください。アルコールの影響下にある脳と口論や協議，話し合いをするのは，

時間の無駄です。

　あなたは，本人が明らかに泥酔状態にあるときだけでなく，初期のほろ酔い状態になっていることを示すサインも知っているはずです。泥酔状態の場合には，脳はほとんど機能していません。無理に働きかけようとするのはやめて，放っておいた方が得策です。しかし，飲みはじめたばかりの場合はいくらか扱いやすいはずです。たとえば，あなたが帰宅したとき，先に帰宅していた本人が「何杯か飲んだ」後の目をしているのなら，あなたにはいくつかの選択肢があります。たとえば，従来のマップどおり，「もう飲んでるの？」と尋ね（そんなことは聞かなくとも一目瞭然なのに！），本人に，自分がいかに落胆し，怒り，傷ついているかをわからせようとする方法があります。その選択肢を採用するならば，あなたは本人とこれまでどおりにけんかをし，これまで通りに本人は酒を追加し，これまで通りに，その日の残りの時間はめちゃくちゃになるでしょう。一方，新しいマップを準備していれば，一日の残りを楽しいものにできる可能性は高まります。
　以下の場面について考えてみましょう。

　　マム──おかえり，今日はどうだった？
　　エリック──最低だよ。最悪の一日だった。ようやく一日が終わってよ
　　　かったよ。
　　マム──大変だったわね。夕飯は外に食べに出かけましょうか？
　　エリック──いや，家でゆっくりくつろぎたい。1杯飲まなきゃやって
　　　られないな。
　　マム──コーヒーを沸かして，オムレツ（彼の好物）でも焼くわね？
　　　中身は何がいい？
　　エリック──そうだね，ハムとピーマンがいいな。お腹がぺこぺこだよ。

　これは，マムとエリック二人にとって物事は順調に進んだケースです。マムは彼の気分を受け入れ，飲酒をせずにその気分を改善する方法を提供しました。飲酒について反論しないことで，マム自身が問題の一端を担いでしまわずにすみました。むしろマムは解決策を提供したのです。しかし，物事はいつもこんな風にうまくいくわけではありません。不完全ではあるものの最悪ではない場合はどうなるのか，マムとエリックのケースを見てみましょう。

　　マム──おかえり，今日はどうだった？
　　エリック──長くて耐えられない一日だった。ようやく一日が終わって

よかったよ。
マム──大変だったわね。軽く夕飯をとりに外に出かけましょうか？
エリック──やめておくよ。ひとりになって1杯飲みたいからな。
マム──夕飯を作るわよ。なんでもあなたの食べたい物を遠慮なくいってちょうだい。
エリック──もういっただろう。ひとりにしてくれ。落ち着いて飲みたいんだ。
マム──あなたも私にそばにいて欲しくないようだし，私もあなたが飲むところは見ていたくないの。だからお風呂に入ってぐっすり眠ることにするわ。あなたの気分がよくなりますように。じゃあまた明日の朝。

　この場合，マムはエリックに譲歩しました。最初は同情し，お酒を飲まない解決策を提供しようとしましたが，彼は飲酒をあきらめませんでした。だからマムは，それ以上かかわって問題に巻き込まれるのを避けることにしました。つまり，その場から離れ，お風呂に入ってぐっすり眠るという自分自身のためになる賢明な選択をしたのです。その場にとどまっていたとしても二人のあいだの緊張は高まるだけで，その晩は何も解決できないでしょうし，それだけでなく，翌朝も怒って口をきかないなどということになりかねません。こうすることで，エリックは自分のやりたいことができ，マムにとってもその場にいつづけるよりはましな夜になり，翌朝，理性的な会話を持つことができるはずです。

　何もアルコール乱用者の行動パターンマップをすべて編成し直す，などといった膨大な作業をする必要はありません。長年この問題と付き合ってきたのですから，一日ですべてを解決する必要などないのです。そんなことをしようとすれば，あなたは燃え尽きてしまいます。これは新しい生き方なのですから，ゆっくりと時間をかけて馴染んでいけばよいのです。変化とは旅であり，出来事ではありません。変化は一晩では起りません。時間をかけて起こるものです。

　マップ作りは，最初のうちはむずかしいかもしれません。なぜなら，人生には目を向けたくない，つらい部分がたくさんあるからです。ですが，まずは，あなたにとって腹立たしいやりとりのなかでも，最も具体的で，しばしば起こりやすい場面から取り組みはじめることをお勧めします。たとえば，子どもの前での飲酒について，あるいは，お酒を飲みながら遅くまでネットサーフィンをしていることについて，もしくは，夜ごと繰り返される口論について。その話になると，きまってお互いに意地悪な対応になってしまう，といった現在進行中の問題では

なく，ふだん我慢している事柄を選びましょう。少なくとも多少はあなたのコントロールがおよぶ事柄を選ぶようにしてください。本人が他の人々とする口論については，あなたにはどうにも改善しようがありません。しかし，あなたとの口論ならば変えることが可能です。

大切な人の飲酒の引き金，サイン，ベースラインに対する影響などが同定できたならば，マップを書いてみましょう。実践課題5と6で，ダンの飲酒に関する全情報にもとづいて，ホーリーがどのようにして二つのマップを作成したのかを見てください。ひとつ目のマップは，ホーリーとダンが迎える，これまでのおきまりの結末を示し，二つ目のマップは，ホーリーが目標とする結末を示します。

この後の章では，新しい行動マップを活用したテクニックをたくさん紹介していくつもりです。いまはまず，あなたが起こすことのできる変化を計画し，そこから，より力強いマップを作成するための新しい方法を知る，ということに主眼を置いて読み進めてください。

実践課題5 ── 古いマップ

帰宅したダンが飲んできたのは一目瞭然 ⇨ ホーリーは夕食の時間に2時間も遅れていることを指摘し，鍋をがちゃがちゃ鳴らしながらダンの夕食を準備する ⇨ いいかげんにしろ，しんどい一日だったんだ，とダンがいう ⇨ カッとなったホーリーは「私だって働いているのよ。こっちだって楽な一日じゃなかったわ。電話の1本くらいくれればよかったのに」と吐き捨てるようにいう ⇨ 「やめろっていっただろう。もう出て行く」と怒鳴り，ダンはバーに出かける ⇨ ホーリーはその晩泣きながら皿を洗う。

実践課題6 ── 新しいマップ

古い道は（　）内で，新しい行動は**ゴシック体**で記されています。

帰宅したダンが飲んできたのは一目瞭然 ⇨ （ホーリーは夕食の時間に2時間も遅れていることを指摘し，鍋をがちゃがちゃ鳴らしながらダンの夕食を準備する）**ホーリーは「帰って来てくれてうれしいわ。ちょっと心配していたの。夕飯を食べる？」という** ⇨ （いいかげんにしろ，しんどい一日だったんだ，とダンがいう）**「いや」とダンがいう。「テレビで野球を観たいな」** ⇨ （カッとなったホーリーは「私だって働いているのよ。こっちだって楽な一日じゃなかったわ。電話の1本くらいくれればよかったのに」と吐き捨てるようにいう）**夕飯を片付けながら，お腹がへったら後で食べてね，とホーリーがダンにいう。それから，「じゃあ，寝室で本を読んでいるからね」とホーリーがいう** ⇨ （「やめろっていっただろう。もう出て行く」と怒鳴り，ダ

ンはバーに出かける)「**一緒に野球を観たらどうだ？**」とダンが尋ねる ⇨ ホーリーは「**いいえ**」と答える。「**あなたがお酒を飲んでいるときはあまりそばにいたくないの**」⇨ (ホーリーはその晩泣きながら皿を洗う) ダンはひとりで野球を観て，ホーリーは寝室でくつろぎながら小説を読む。

　最終目標を達成するためには，いま少しの犠牲を払わなければならないことを覚えておきましょう。実のところ，ホーリーはまだ寝室には行きたくありませんでした。ホーリーが本当に望んでいたのは，ダンがしらふで帰宅してくれることでした。そして，その望みが叶わなかったとき，本当は大声で叫び，ダンにどれほど腹が立っているのかを伝えたかったのです。しかし彼女には，そうしたところで，ダンがしらふで帰宅する日がやって来るわけではないことがわかっていました。ひとりで横になって小説を読みたいわけではなかったけれど，泣きながら皿を洗うよりよほどましだった，というだけです。

　この「マップの再編集」(実践課題6) におけるもうひとつの重要なポイントは，ホーリーが，自分が一緒にいたいと思う相手は「しらふのダン」だけである，ということを相手にはっきりと伝えることでした。これはとても大切なことです。糾弾や口論をすることなく，しかし，正直でなければなりません。相手の飲酒に不満を抱いていることを隠す必要はありません。ただ，ズケズケとけんか腰の口調になってしまわずに，何よりも態度で伝えなければなりません。ですから，ホーリーは自分の気持ちをダンに伝え，部屋を去ることでそれを態度でも示したのです。これは，大切な人が変わらなければと思うように動機づけるためのプロセスです。この場合，たとえば，もしもダンがホーリーの態度を不審に感じたり，あるいは，たとえ不愉快に感じたとしても，寝室まで彼女を追っていって，「一体どうしたのか」と尋ねてくれたならば，そこでホーリーは，二人の関係に対する彼女の希望や夢を話すよいチャンスを得たことになります。

行動の概要

　本章では，私たちが提唱するプログラムの中心的要素をお教えしました。本人の態度に関するマップを知り，大切な人の飲酒の引き金や影響を同定することにより，あなたはこれまでよりも大局的な視野を手に入れることができました。もはや，コントロールできない出来事の被害者に甘んじる必要はありません。こういった出来事を引き起こし，継続させるものを認識し，自分の行動を変え，そして，これまでとは違った変化を手に入れるわけです。最も問題ある飲酒パターン

のマップと段階的解決策を作成するために，何とか時間を作ってみてください。解決策のアイデアを得るために友人や家族，セラピストなどの助けを借りると，なおいっそうよいでしょう。他人の意見がとてもためになることもありますし，ためにならなくても，話すことで自分に自信を持つことができるでしょう。

要　　点

- 大切な人の飲酒の引き金や影響を同定し，断酒のためのマップを作る
- 引き金＝飲酒の理由（出来事，思考，感情など）
- 飲酒のサイン＝すでに1杯（もしくはそれ以上）飲んでいることを示す兆候
- 影響＝飲酒の結果（よいものも，悪いものも）
- マップ＝引き金や影響の作用，ならびに，それらを変える方法を見つけるために用いるツール

●————•••————●

キャシーとジム：新しいパターンのマップを作る

　キャシーは，ジムがしょっちゅう仕事帰りに友人と1杯飲んでくるのを不安に感じていました。二人は，このことで長年にわたっていい争っていて，ときにはひどく罵り合うこともありました。事態は月日とともに悪化していき，キャシーは，暴力を伴うけんかをしないで話し合うなんてもう無理だ，と感じていました。
　キャシーは，ジムが帰宅途中にお酒を飲んで泥酔状態になってしまう原因をまとめてみました。そこからわかったのは，こうした状況は，ジムが電話をかけてきて，「友人のチャールズの車が（また）修理中だから，俺が送ってあげることにするよ」といったときに起っている，ということでした。どうやら二人が乗り込む車は自動的にバーに向かうようになっているようでした。そして，バーでは，ジムが1杯おごるとお返しにチャールズがおごってくれるのだそうです。2杯飲んだところで，「そろそろビリヤードをしようか」という話になり，さらに数杯注文したところで，後のことはすっかり忘れてしまうようでした。家族のことを思い出す頃には，二人ともすっかり酔っぱらい，ジムは夜遅く帰宅し，キャシーは怒り，その夜は台なしになる。キャシーはこの状況に関するマップを作成し，

第2章 ロードマップ *The Road Map*

チャールズの車が故障するときのこと、二人が夜遅い帰宅についてけんかになるときのこと、そして、そのあいだに起こるさまざまな出来事を書き出しました。そんなふうにきちんと整理したものを見ると、キャシーは少しだけ安心できる気がしました。それから、マップ上の各ポイントにおける問題の詳細を明確にしてみました（第8章参照）。まずチャールズの車について、「送って行くよ」というジムの提案について、お酒を飲みに行く決断についてなどです。チャールズの車に関しては、キャシーは自分にできることは何もないと理解しました。チャールズが新しい車を購入できるようお金を貸す立場にもなければ、そのような経済的余裕もありませんでした（どんなにそうしたかったことか！）。そこで、「チャールズを家まで送る」というジムからの電話について考えてみることにしました。これについてはじっくりと頭をめぐらせてたくさんの解決策を考え出しました。たとえばチャールズに対して、他の誰かに送ってもらうよう、ジムがいえないようなら出て行くというものから、キャシー自身が迎えに行ってチャールズを送り届ける、というものまで幅広い可能性を考えてみました。最終的に、ジムの好物を夕飯に作り、ついでにチャールズも招待する、という解決策に決めました。これによって、「チャールズ」という困った問題が前向きなものになる可能性が生まれました。また、夕飯はきっかり5時半（お酒を飲まずに帰宅すればぴったりの時間）にできあがるので遅れないで、とジムに伝えることにしました。

　初めてこの方法を実行したとき、ジムとチャールズは6時半まで姿を現しませんでした。その頃には夕飯はすっかり冷め、キャシーは子どもたちと友人の家に行ってしまった後でした。「6時までは待ちました」と書いたメモをテーブルに残して。その次に、チャールズを送っていくとジムから電話があったときも、キャシーは同じ方法をとりました。しかし、このときにはキャリーは、お酒を飲んで帰ってくるのを待つつもりはない、とジムにはっきり伝えておきました。ジムはまっすぐ帰宅することを約束し、そのとおりに実行しました。キャシーは、帰宅したジムにまっすぐ帰ってきてよかったと思わせられるように注意し、前回の失敗を持ち出して、「ほら見たことか」と責め立てるようなことはしませんでした。ただ、楽しく夕飯を食べ、一緒に過ごせることがどれほどうれしいかをジムに伝えました（ここで注意しなければならないのは、ジムにとっても家族そろっての食事がとても大切なことであり、だからこそこの方法をキャシーが選んだということです）。

　キャシーは、すべて自分がお膳立てしなければならないことを不公平だとも感じましたが、家族にとってのよりよい生活を手に入れることを考えれば、ささいな代償であると自分にいい聞かせました。最終目標を達成するには、今日の努力は十分に価値があるからです。

第3章
安全第一

Play It Safe

ベスと父親

ベスは幼い頃から，自分の父親がかんしゃく持ちだということを知っていました。それでも，彼女がまだほんの子どもだった頃には，父親に抱きついて「ごめんなさい」といえば，彼を落ち着かせることができたものでした。しかし，ベスの母親が亡くなると事態は急激に悪化しました。父親の飲酒量は増え，それとともに彼の気性もどんどん荒くなっていきました。ベスが抱きついても，あるいは懇願しても，父親を落ち着かせることはできなくなってしまったのです。ある晩，口論の最中に父親がこぶしでテーブルをどんと叩いたのを境に，状況は最悪の様相を呈していきました。父親は，ベスを壁へと押しつけると，荒々しい足音を立てて部屋から飛び出したのです。その後，こうしたことが何度となくありました。この日からベスは，初めて父親を心底恐れるようになりました。ベスは，二人の関係を「元に戻す」ために行動を起こすよりも先に，まずは，父親の存在が自分にとって脅威である，という事実と向き合わなくてはならないと考えていました。

アルコールと暴力とは密接な関係にあります。実際，ひとりの人間にこの二つが相伴って現れるのは，まったくめずらしいことではありません。パーティー会場でそれまでは「壁の花」であった人が，アルコールを摂取することで社交的な，それこそ「パーティー大好き人間」へと変貌したり，あるいはその反対に，パーティーの中心だった人が，アルコールのせいで不意にあたかも家具のひとつと化したかのように，むっつりと黙り込んでしまったりすることがあります。こうした現象とまったく同じように，アルコールのせいで穏やかな気性の人が怒り狂いはじめたり，あるいは，それ以上のもっとひどい状態になったりすることもあります。生活をよりよいものにしようと努力する際に最も大切なのは，あなたやその他の家族の安全を確保するということです。

　たとえあなたが大切に思っているアルコール乱用者が，これまで一度たりとも暴力的（身体的暴力や言葉の暴力）になったことがなかったとしても，油断はできません。本章を読むことで，最悪の事態に備えておくのが賢明でしょう。もちろん，これまであなたの人生には暴力が問題となったことなどないのであれば，今後もそうでありつづけてほしい，とは願っています。もしもそうした「最悪の事態」に見舞われることがなければ，それはそれで，「最悪の場合の計画」を用意しておいたけれど使う必要はなかった，と後で堂々といえばよいのです。そのために，いま少しだけ時間を割いておくことは決して無駄ではありません。そうしておけば，不意に暴力に直面したとしても，あなたは自身や周囲の人たちを守る方法がわかるはずです。また，暴力の可能性を知らせる危険信号に気づけるようになることは，うっ積した怒りや退屈，あるいは飲酒衝動を知らせる危険信号に気づけるのと，同じくらい有益なことなのです。

　ここでは，暴力の真の意味，避難計画の立て方，危険信号の見分け方や対応法，さらには，万一，暴力が爆発した際の対応策の立て方などについて，段階を追って説明していきたいと思います。

　ただし，危険な状況すべてを説明することは不可能です。したがって，まずはあなた自身の経験を注意深くふりかえってください。たとえここであげた状況が，あなたがこれまで経験したものと完全には一致していなかったとしても，「なくてもなんとなく身に覚えがある」という気がしたならば，じっくりと考えてみてほしいと思います。そうした場合には，書かれている言葉通りでなかったとしても，暴力被害に近い経験があった可能性があります。

　過去に家庭内暴力（Domestic Violence; DV）を経験したことがあり，いまもその恐怖を感じているのであれば，ぜひ用心深く行動してください。これは競争ではありません。あなたの頭のなかで計画している変化が，相手の暴力を誘発

する可能性がないかどうか，注意深く検討しましょう。できれば，セラピストに相談してほしいと思います。慎重に計画を立てること，そして，安全確保のために，タイミングを見計らうことが大切です。

暴力とは?

　くだらない質問だと決めつけずに，まずはこのクイズに応えてみてください。以下に示した状況は暴力的だと思いますか，あるいは，非暴力的だと思いますか?

1. 勤め先の四半期の打ち上げに，突然，あなたの大切な人がお酒のにおいを漂わせて現れました。その行為を問いただそうとすると，その人はあなたを押しのけてビュッフェに向かってしまいました。
2. なぜ夕食の時間に遅れたのか，と夫に尋ねました。すると，なんて押しつけがましい意地悪女なんだ，永遠に黙らせてやるからな，とあなたに向かってわめきはじめました。耐えかねたあなたがついに家を出るまで，夫はずっと怒鳴り散らし，罵りつづけました。
3. 娘が弟に対する文句をいいながら部屋に入ってきたとき，あなた方夫婦は激しい口論の真っ最中でした。あなたの配偶者は，大人の話の邪魔をするなと何度いったらわかるんだ，兄弟げんかなんかするならお仕置きをするぞ，と娘を怒鳴りつけました。そして，音が聞こえるくらい強く，娘の尻に平手打ちを加えました。
4. 家計簿をつけていたあなたは妻に，ATMでの預金の引き出し額について質問をしました。すると妻は，「自分を信用してくれていない，自分も同じくらい稼いでいるのだから何にお金を使おうと勝手でしょ」と烈火のごとく怒りはじめました。さらに口論が激しくなってくると，彼女はコーヒーカップを壁に投げつけてキッチンを飛び出しました。
5. 友人たちと食事をしているとき，夫がお酒を飲みすぎてしまいました。帰宅後，あなたは夫にとても怒っていることを伝えました。すると，夫は，「家族を養うために自分は一生懸命働いているのだから，おまえに口を出す権利なんかない」といいました。「いますぐ黙らないと無理やり黙らせるぞ」ともいいました。
6. あなたは，妻が飲んでいるバーに迎えに行きました。すると妻は，「座をしらけさせた，人前で恥をかかせないで」といってあなたを

侮辱しました。さらにあなたが妻の腕を支えようとして手を差し出すと，いきなり頬を平手打ちされました。

　もしもあなたが上記のうちひとつでも「これは暴力にはあたらないでしょ」と思ったならば，暴力の定義についてもう一度考え直してください（なお，暴力の様式はここにあるものがすべてではない，という点もお忘れなく）。ウェブスター辞書によると，暴力は次のように定義されています。

　暴力（名詞）：1 a：腕力の行使による被害や虐待　b：暴力的なあつかいや手段　2：歪曲，侵害，乱用などによる被害：蹂躙　3 a：激しい，荒々しい，もしくは猛烈かつしばしば破壊的な行動または行為　b：怒りに満ちた感情や言葉：激情　c：鋭利，または不快な性質：不協和　4：過激な変更

　暴力とは，たんに殴ったり押したりすることだけではありません。歪曲（あなたのいった言葉に対してわざと悪意に満ちた曲解をする）や言葉の乱用（あなたを罵る）も暴力です。暴力とは，荒々しい破壊力（物を投げる）や怒りに満ちた不協和音（永遠に黙らせてやるといった脅し）です。この定義にしたがえば，上述した状況はすべて暴力的であることがわかります。
　テレビや映画では愛や性に暴力はつきものであるかのように描かれていますが，そのようなものは親の子どもに対する「権利」でもなければ，もちろん，その逆でもありません。愛しているから殴る，あるいは殴るぞと脅す，言葉で虐待する，などといったことはあり得ないのです。そもそも，あなたには暴力を受けるいわれなどまったくありません。暴力はその行為を行っている本人だけの問題です。暴力からわかるのは，その人がいらだちと怒りを抱え，感情や行動をコントロールできなくなっており，100パーセント自分のことしか考えていない，ということだけです。その人にとってのあなたには，たんなる標的としての意味しかありません。確かに，その暴力の引き金となった場面にあなたがいたかもしれませんが，だからといって，あなたが原因なのではありません。
　暴力の被害に遭いたくないからといって，あなたがよい配偶者，よいパートナー，よい子ども，よい親へと変わろうとする必要などありません。暴力を受けないということは，あなたが生まれながらに与えられている，当然の権利です。ですから，アルコール乱用者があなたや他の家族に対して暴力的に振る舞ったことがあり，その際，あなたがとった何らかの行動が暴力の引き金になったのだと

しても，暴力は不当な行為なのです。たとえあなたが相手を傷つけるような発言をしたのだとしても，自分が傷ついたことをわからせるために相手が暴力を用いたのであれば，もはや弁解の余地はありません。似たような状況であなたと同じことをしても，暴力を受けなかったという人はいくらでもいます。暴力を受け入れる必要などありません。あなたの大切な人のどの行為を受け入れ，どの行為を受け入れないかを決めましょう。選択権はあなたにあるのです。

安全対策

　暴力に対する反応についてお話しする前に，まずは非常用脱出口をはじめとする，周到な計画を立てましょう。
　非常口を作る第一段階は，文字通り，荷物をまとめておくことです。二,三日外泊するのに必要なものを小さなスーツケースや鞄に入れておきましょう。着替え，衛生用品（頭痛薬，歯磨き粉など），お金，電話番号，大事な書類，予備の鍵を忘れないようにしましょう。子どもなど，世話をしなければならない家族がいるなら，その人たちの分も荷物を準備してください。
　スーツケースの用意ができたら，それを車のなかや隠れ家に置いておきましょう。隠れ家はあなたが滞在できて，しかも，アルコール乱用者が入れない場所ならどこでもかまいません。隠れ家は，信頼できる友人や親戚の家でもよいですし，DV被害者のためのシェルターやホテルの部屋でもよいでしょう。アラノンなどの自助グループの12ステッププログラムに参加している人であれば，自助グループのメンバーやスポンサーが助けてくれるかもしれません。子どもと同居している人は，隠れ家を探す際にはつねに子どもの安全やニーズも考慮に入れてください。
　友人や家族のうちの誰であればこの極秘計画を打ち明けられるのか，そのことを見きわめるのは，たやすいことではないかもしれません。というのも，あなたはこれまで長年にわたってアルコール乱用者をかばい，アルコール乱用者と戦い，アルコール乱用者によって恥をかかされてきました。そのせいで，いまや完全に孤立してしまっている可能性もあるでしょう。こういった孤立への対策に関しては後半の章でくわしくお話ししますが，いまはまず計画を打ち明けられる人がいるかどうかを考えてみてください。友人や親戚のなかに，あなたの隠れ家として家を使わせてくれそうな人はいますか？　もしもいるなら，いますぐ相談してください。いない場合，あなたを援助してくれる地域の組織・団体を探しましょう。電話帳を開き，DV被害者避難所や精神保健福祉センター，女性のためのシェルター，アルコール・薬物依存症リハビリ施設，サポート団体，市民組織，警察，

教会など，DV被害者支援に関連する施設を探してみてください。助けになりそうな施設が電話帳に掲載されていない場合には，地元の警察や保健所・保健福祉センターに電話をかけて，あなたの地域に避難場所がないか尋ねてください。そういった施設は必ずありますが，しかし，見つけるのには少し手間がかかります。助けを求めるのを恥ずかしく思うかもしれませんが，社会的に容認できない行為をとっているのはあなたではありません。常識ある行動をとっているのはあなたの方なのですから。

逃げ場所はできるだけ二つ以上確保するようにしてください。必要時にすぐ利用できない場合やアルコール乱用者が強引に入り込んできた場合に備えて，複数の隠れ家を準備することが理想的です。

避難用鞄と隠れ家が確保できたら，危険な状況が生じた際の非常口は準備が整ったということです。本章でこの後つづく実践課題を行えば，逃げなくてはならない状況になる前にほとんどの危機は回避できるはずですが，万一，回避できない場合に家を出たとしても，あなたには行き場所があるわけです。

もしも暴力や暴力の可能性を避けられない状態に陥ったら，迷わずに110番してください。警察はDVへの対処に熟練しています。ただちに，その状況からあなたを安全に救い出して行き場所を探してくれるはずです。

家を出たものの，所有物を取りに戻らなくてはならない場合には，警察の保護を受けるようにしましょう。安全に脱出するために大変な思いをしたのにもかかわらず，自らそこに舞い戻ってしまったのでは意味がありません。

米国では多くの州において，DV被害者は裁判所に接近禁止命令を申請することができます。一時的な接近禁止命令は恒久的な解決法ではなく，事態がひとまず落ち着くまでのあいだ，暴力加害者を遠ざけておくことを目的としています。

暴力の可能性を見きわめる

アルコール乱用者が暴力的になる可能性は，その人の過去の振る舞いから推測することができます。過去に暴力的な振る舞いがあったなら，将来も暴力が関与してくる見込みは大きいと考えてください。ただし，これは「見込み」であることに注意してください。過去に暴力を振るったことがないからといって，この先ずっと暴力を振るわないという保証がないのと同じように，過去の暴力は将来の暴力を決定づけるものではありません。いずれの場合も，あなたを守ることができるのはあなただけです。そして，あなたの安全は**行動**することで確保されます。

暴力の可能性を見きわめるためには，まず過去を見直してみてください。アル

コール乱用者と過ごしてきたこれまでの数年間を思い起こしながら，次の実践課題を行ってみてください。以下はベスが行った実践課題の結果です。

実践課題7 —— 暴力を突き止める

思い出せるかぎりの暴力的場面を書き出しましょう。怒鳴る，押す，言葉で脅す，身体的に脅す，殴る，蹴る，つかむ，物で叩く，物を壊す，武器の使用をほのめかして脅す，性的虐待につながる行為といったものが含まれます。リストがほぼ正確にできあがったところで，それぞれの暴力行為が起こった回数を書き出します。下のリストはベスが作成したものです。

暴力的な出来事	回数
罵りや中傷，すべての問題の責任を私に負わせる	何度も！　週3，4回が数カ月続いた
押しのけられた	10〜12回（過去3カ月間，週1回として）
ソファに押しつけられた	1
物を投げた	1

次にあなたの作成したリストを見て，最近6カ月以内に起こったものに丸をつけてください。それらの行為を警告するサインを見逃さないように気をつけましょう。リストの内容が多くてもひとつだけでも，危険は同じです。

危険信号に気づく

暴力は，どこからともなく，ある日突然現れるわけではありません。ちょうど火にかけられたやかんのように，次第に熱が高まっていくものなのです。やかんを火にかけてもすぐには沸騰せず，音もしません。最初は冷たく，しかし，徐々に温度が上がり，最終的には湯気を立ててやかんが音を鳴らしたり，ふたが吹き飛ばされたりします。これと同じで，身体や言葉が爆発する前には必ず激しさが増していく一連の流れがあります。

おそらくあなたから見ると，アルコール乱用者の暴力は，突然，爆発しているように感じられるでしょう。あなたはあまりに近すぎるために，乱用者本人の行動がはっきり見えていないのです。それは，裏庭に立って地球の丸さを確かめようとする行為に似ています。惑星の形を認識するためには，ある程度の距離が必要なのです。暴力に対する見方を知っていただくために，他の人たちの例を紹介

しましょう。まずはカーラとジャックの例です。ジャックが仕事帰りに飲んでしまい，遅い時間に帰宅した際，二人がどんなやりとりをしたのかを見てみましょう。非暴力が暴力へと段階的に進行していく様子に注意してください。

段階1──夕食の時間を2時間過ぎてジャックが帰宅。地元のバーの割引時間に飲んできたらしく少し酔っている様子。

段階2──「またやったわね。家族の夕食を台なしにするなんて。父親としてどれほど無責任か，子どもたちはがっかりしているわよ」とカーラ。

段階3──「ごめん」といってジャックはハグをしようとするが，カーラは身体を強張らせる。ジャックは怒り出し，「工場の人と会って仕事の話をしていたんだよ。仕事がらみの話だったんだ」とつけ加える。

段階4──「仕事の話でバーに行くっていいわけはもう聞き飽きたわ。電話くらいできたでしょう。心配するじゃない」とカーラ。

段階5──「もう放っておいてくれ。おまえのせいでイライラしてきた。仕事の話だといっただろう。俺は疲れているし，もう聞きたくない」とジャック。

段階6──「話を聞いてくれたことなんてないじゃない。どこにいるかを知らせてもくれないなんて。不安になるでしょう」とカーラ。

段階7──「あとひと言でも口にしたら，もう一度バーに行ってやって，酔っぱらいってものがどんなものか思い知らせてやるからな。そこをどかないとぶっ飛ばすぞ。晩飯はどこだ？」とジャック。

ほんの1分ほどのあいだにこの一連のやりとりが行われたわけですが，カーラとジャックにとっては，起こった出来事はひとつだけでした。カーラにとっての出来事とはジャックの帰宅が遅かったことであり，ジャックにとっての出来事とはカーラが口うるさいことです。しかし，このやりとりからは，ジャックの遅い帰宅やカーラの文句以上にたくさんの出来事が起こっているのがわかります。まず，ジャックが謝ろうとしたのにカーラは拒絶しました。ジャックもカーラもイライラを募らせる。カーラは自分の気持ちを理解してもらおうとしましたが，ジャックはそれを無視しました。カーラが過去の出来事を持ち出し（「話を聞いてくれたことなんてないじゃない」），ジャックは殴るぞと脅す。この一連の流れは

あっという間に起こったわけですが，きわめて強烈であり，最終的には脅しと身体的暴力の可能性につながってしまいました。

このやりとりを見ると，暴力というものがどのようにして形成されるのかが一目瞭然です。このようにやりとりをいくつかの段階にわけて分析することで，どの段階であれば，暴力への進行を止めることができたのかを同定することができます。段階4もしくは段階6でカーラが話題を打ち切るか，前向きで理解ある言葉（第9章参照）をかけたなら，進行は止められたでしょう。酔っぱらいのジャックに理屈を説こうとするのは無茶な話です。それなのに，苦痛と怒りのせいで理性を失っているカーラは，無意味で，しかも最終的には危険につながる可能性のある口論をつづけてしまいました。**問題なのはカーラではないけれど，解決をすることはカーラにもできます**。いいたいことを理解してもらうためには，新しい対応方法を学ばなくてはなりません——たとえそれが譲歩することを意味するとしても，そうした方がよい場合にはこちらが折れるのです。この変化を起こすことによって，カーラは状況をよりコントロールできるようになり，物事をより健全な方向へ導くことができるようになります。自分のニーズを満たすために本人に意見を伝えるのは，危険がすぎてからでもできることです。いまあなたが何よりも優先すべきことは，とにかく安全を確保することなのです。

暴力の可能性を示す危険信号を見つけられるようになりましょう。危険信号とは，暴力行為に先行する言葉や言い回し，あるいは態度を指します。危険信号の例としては，鋭い視線や緩慢な動作などがあげられます。上述のやりとりでいえば，「疲れているし，もう聞きたくない」というジャックの言葉こそが，カーラが見逃した危険信号だといえるでしょう。また，ジャックの言葉が荒くなったときにも，暴力の可能性を警戒することができたはずです（「もう放っておいてくれ」，「イライラしてきた」など）。

自分も興奮した状態にあると，乱用者本人の言葉や行動を分析するのはなかなかむずかしいでしょう。しかし，そのような事態が生じる前にあらかじめ危険信号について考えておけば，いざというときに機敏に反応することができるはずです。

それではもう一度，ジャックとカーラの様子を見て，カーラが見逃している危険信号を探してみましょう。カーラは両親の結婚記念日を祝う夕食の準備をしています。ジャックはカーラの両親に嫌われていると思っているため，二人を招待するのに難色を示しています。日曜の午後，ジャックはすでにお酒を飲みはじめています。

カーラ——私の両親はあなたのことが好きよ。ただ，なぜそんなにたくさんお酒を飲むのかがわからないだけよ。

ジャック──その話は聞きたくない。おまえの両親は俺のことをずっと前から嫌ってるんだよ。大切な娘をとられたと思って，嫉妬しているんだろう。ハンバーガー・ショップにでも連れて行けばいいだろう。
　カーラ──私の両親と一緒に過ごすのが面白くないのはわかってるけど，二人はあなたを嫌ってなんかいないわ。もう1年も招待していないし，今回は特別なの。
　ジャック──ここは俺の家で，あの忌ま忌ましいローンを払っているのも俺だ。あの人たちはここの住人じゃない。この話はこれで終わりだ。
　カーラ──お願いよ，ジャック。私にとってこれは大切なことなの。今回一度だけでいいから私の両親を喜ばせてくれない？

この時点でジャックは壁にビールを投げつけ，テーブルをひっくり返す。

　ジャック──そのくだらない夕食会のことについて，あとひと言でもしゃべったらどうなるかわかっているな。じゃあ，そこを片づけておけ。俺は出かける……。他にまだ何かいいたいことあるか？

　危険信号に気づきましたか？　怒りというものがいかに短時間で状況を支配してしまうものか，それはこのやりとりからあまりにも明らかです。カーラが，自分の両親のためにすてきな夕食会を開きたいとお願いしていたと思ったら，次の瞬間にはグラスは割れ，ビールは部屋中に飛び散っているわけです。一体そのあいだに何が起こったのでしょうか？
　このやりとりを注意深く見てみると，ジャックが複数の危険信号を出しているのがわかります──もっとも，当人にはその自覚はないでしょうが。前回の口論と同様，ジャックはかなり早い段階でそれが危険な話題であるということを示しています。すなわち，彼は，「その話は聞きたくない」といっているのです。その時点でカーラが話題を打ち切っていれば，このような結末は回避できたはずです。最初の危険信号の後，「あの忌ま忌ましいローン」と悪態をつくなど，ジャックの言葉はどんどん荒くなっています。ジャックの話し方に現れるこういったパターン，また，悪態をつきはじめたらそれは爆発が近いことを示す危険信号であること察知する必要があります。そういった信号に気づいていれば，話題を打ち切ったり，譲歩したり，彼の気持ちを和らげる言葉をいったりして，悲惨な結末を避けることができたでしょう。

危険信号への安全な対応方法を計画する

　もしかすると，あなたはいま，「アルコール乱用者の不当な態度に屈服せよ」と勧められているような気がして，困惑しているかもしれません。しかし，決してそのようなことを勧めているつもりはありません。むしろ正反対です。あなたが自分を守れるように，そして，あなた自身の生活や本人との関係性を改善できるように，あなた自身の行動をコントロールする方法をお教えする。それが本書の目的です。自分の主張を通すことには，鼻の骨を折られるほどの価値はないと思います。「負けるが勝ち」。この言葉がこれほどぴったりくる状況は，他にそうたくさんはないでしょう。

　自分の安全を守るためには，どこのあたりで妥協すべきでしょうか？　また，あなたの長期的目標は何でしょうか？　お酒なしの状態で大切な人と一緒の時間をもっとたくさんすごしたい，あるいは，本人の飲酒量を減らしたいと思うなら，後になって得る予定の恩恵のために，いまは少しばかり譲歩しておくことが必要です。それに，すでにあなたは大切な人との関係のなかで，実に多くの精神的苦痛を味わってきたはずです。このうえ，身体的苦痛まで被る必要はないでしょう。少なくとも青あざや骨折に値するほどのものではありません。

　次の実践課題は多少むずかしいかもしれませんが，アルコール乱用者の危険信号に気づくために必要な視点を学ぶためには不可欠なものです。ベスがこの実践課題を行ったものを参考にして，あなたもノートに同じようにやってみてください。

実践課題8── 危険信号の同定

　最近起こった暴力もしくは暴力に近い状況を思い出してください。できるだけ詳細に書き出しましょう。あなたがやっていたこと，いた場所，感じていたこと，考えていたことなどです。そして，何が問題につながったのかを思い起こしてみましょう。あるいは，どのようにエスカレートしていったのでしょうか？　誰が何をいい，何をしたのか，といったものすべてを書き出してみるのです。また，そのやりとりのあいだ，感情表現はどのようなものであったのかも思い出してみましょう。問題に先行する物事や引き金は検討が必要な，大事な要因となります。

　あなたの能力がおよぶかぎり状況を再構築したところで，各部分を分析し，暴力を防ぐためには何をどうすればよかったのかについて考えてみてください。つまり，ジャックとカーラの会話における危険信号の分析のように，あなたたちのあいだにある危険信号を分析するのです。自分で書き出したものを見直し，危険信号に丸をつけましょう。ベスの父親が酔って帰宅し，ベッドに倒れこみ，目覚まし時計にも気づか

ず昼まで寝て，仕事に出かけなくてはならないというのにベッドから出ようとしない……。そうした状況をベスが描写したものを見てみましょう。危険信号は**太字**で表されています。

危険信号が特定できたら，今度は，自分の身を守るためにそれをどうやって利用す

誰	いったこと	やったこと	感情
ベス	「お父さん，遅れるわよ。起きて」	起こそうと肩をとんとんと叩く	イライラ
父親	「**あっちへ行ってろ**」	寝返りを打つ	
ベス	「起きなくちゃ，前みたいにまたくびになるわよ」	肩を揺する	怒り，不安
父親	「**あっちへ行ってろと言っただろう**」	私を**にらみつける**	腹立ち
ベス	(大声で)「家を出ていかくちゃならなくなるわよ」	肩を押す	怒り心頭
父親	(叫んで)「**あっちへ行ってろといってるんだ**」	ベッドから飛び出して私を殴る	怒り心頭

るのかを考えなくてはなりません。実践課題9でその方法をお見せします。

実践課題9 —— 危険信号への対応

実践課題8の危険信号をここに書き出し，高まるプレッシャーをかわし暴力を避けるためには，何がどのように違うやり方ですればよかったのかを考えてみましょう。それぞれの危険信号の隣に，爆発を避けるためにいうべきだった言葉や，とるべきだった行動を書き出してみましょう。要するに，これは，危険信号に安全に対応するために，あらかじめ計画を立てることなのです。以下は，ベスがこの実践課題を行った結果です。

危険信号	安全な対応
あっちへ行けという	「じゃあ向こうへ行くわ。時間がわかっているのか確かめたかっただけなの」という(そして，本当に立ち去る！)
私をにらみつける	「この話を聞きたくないのはわかったわ。もう行くわね」という

カーラによる実践課題8

誰	言ったこと	やったこと	感情
カーラ	「また飲んできたの!? おまけに夕飯にも遅れてるわよ」	流し台の所で立っている	怒り
ジャック	「もう帰ってきたんだから放っておいてくれ」	テーブルについてにらむ	?
カーラ	「夕飯の時間を台なしにして,子どもたちはがっかりしてるわよ」	流し台の所で立っている	悲しみ,怒り
ジャック	「もうその話は聞きたくない!」	テーブルをバンと叩く	怒り
カーラ	「いつだって聞いてくれないじゃない」	泣く	悲しみ,怒り
ジャック	悪態をつく	テーブルの皿をなぎ倒して私の腕をつかむ	怒り

カーラによる実践課題9

危険信号	安全な対応
にらみながら「放っておいてくれ」という	話題を変える
「その話は聞きたくない」といい,テーブルを叩く	「わかった」といい,話題を変える

　上記の例は,カーラが実践課題8と9として,別の状況におけるジャックへの対応についてエクササイズをした結果です。

　危険信号が出た場合には,その都度,カーラはとにかくそれ以上の口出しはしないようにすべきです。そうすれば,直接的な危険は回避することができるでしょう。しかし,彼女自身のいらだちやつらさは,依然として未解決のまま残されることになります。ジャックから危険信号が出ているときに,これを解決しようとするのは名案ではありませんが,カーラにも気分を晴らす方法が何かあるとよいでしょう。たとえば妹に電話をかけて,いかにうまく状況をコントロールすることができたか聞いてもらったり,ひとりで外食したり,12ステッププログラムのスポンサーに電話をかけるなど,安全な方法で不満を解消するのです。冷静に考えてみれば,アルコール乱用者をいくら怒鳴りつけたところで,それによって得られる満足感はかぎられたものです。やはり最終的には,二人のあいだの関係を改善し,飲酒問題を排除することが与えてくれる充足感に勝るものはない,ということは覚えておいてください。

　いまのあなたは,大切な人の危険信号を同定しようとしていて,そうした信号

にとても敏感になっています。次に，アルコール乱用者が口論になった際に危険信号が見られたら，**絶対に無視しないでください！** もちろん，一番の難題は，怒りと口論のまっただなかでそうした信号を見つけた場合，どうやって状況の流れを変えるのか，といった点です。さあ，読み進めていきましょう。

安全な対応を練習する

　危険信号は危険を知らせるだけではありません。それにはもうひとつの重要な作用があります。つまり，あなたの頭に血を上らせる，という作用です。アルコール乱用者が怒り，好戦的になればなるほど，あなたの怒りも高まります。つまり，あなたには，危険信号を見つけるという課題に加えて，安全に対応するために感情をコントロールするという，もうひとつの課題があるのです。

　こういった状況において自分の感情をすみやかに把握するのに最もよい方法は，事前に備えておくことに尽きます。あなたはすでに実践課題8と9を行っているので，すでに準備はかなり整っていると考えてよいでしょう。次にあなたがすべきことは，危険信号が現れた際，いまこの瞬間の口論よりも，あなたの身の安全と二人の関係改善という長期的目標の方がはるかに大事である，と思い出させてくれる合図を考えることです。たとえば，「危険信号！　安全第一！」といった，あなたにとって最も自然な形で自らに言い聞かせてほしいのです。

　これまで，重要な危険信号を同定し，それらへの安全な対応方法について考えてきました。次は練習です。毎日少しずつ時間を確保して，実践課題8で書き出した，不愉快な状況を想像してみてください。そして，自らに言い聞かせ，実践課題9で決めた行動にしたがって対応することで，その不愉快な状況から解放される自分の姿をイメージしてみましょう。頭のなかでこれを何度も繰り返しておくと，実生活において必要なときにより容易に実行できるはずです。

遅すぎた場合には

　せっかく現れた危険信号もすぐに消えてしまい，結局，突然の暴力を受ける結果になってしまったとしても，あなたにはまだ自分のためにできることがあります。第一に，実際に暴力が見られたら，それはいますぐ口論をやめるべきだ，という強い危険信号なのです。骨折したからといって，あなたの主張が通るわけではありません。

　できれば家やアパートを出て，第三者の目がある場所に移動してください。う

まくいけばその人たちが気づき、助けてくれたり、子どもを危険から遠ざけたりしてくれるでしょう。最悪の場合でも、証言してくれる人は得られることになります。

警察にはたった3桁の数字を押すだけでつながります。110を押す、いえ、できれば短縮ダイヤルに登録しておけば、その分、押すボタンの数が少なくてすみます。その場で警察に事情を話すことができなくても、非常通報システムを用いてあなたの住所を突き止め、助けに来てくれます。

暴力を行っている人を落ち着かせるためなら、何をしてもかまいません。もしも相手が、「私がまちがっていた。正しいのはあなたです」という言葉を聞きたがっているのなら、聞かせてあげましょう。謝罪や金銭を要求されているなら、与えてください。攻撃をやめさせられるなら何でもしてください。すべてが終わり、自分の安全を確保できてから、金銭や自尊心を取り戻すための措置を講じればよいのです。攻撃の最中にあって最も重要な目標となるのは、「それを終わらせること」だけなのです。

これまでの経験から、アルコール乱用者が、あなたの優しい態度をわざとらしく、人を見下した態度だと曲解する傾向があるようなら、対応の際には工夫が必要です。初期の警告サインが出た瞬間にとにかく家を出て、危険な状況に陥る可能性を避ける、というのも悪くない方法です。安全を確保するためには、どんなことでもしてください。

行動の概要

本章のすべての課題を完了できたあなたは、前進のための大切な一歩を踏み出したといえます。あなた自身とあなたが責任を負っている人たちの安全を確保することにより、今後、求める変化を手に入れることに全エネルギーを注ぐことができます。

暴力の可能性が生じた際にすぐに手に取れるように、荷物を詰めた鞄をすでに家のどこかに準備していますね？　すでに隠れ家も決まっているなら、鞄はそこに置いておくとよいでしょう。もしもまだなら、車や近所の人の家に置かせてもらうのもよいでしょう。隠れ家を見つけることを最優先事項にしてください！　子どもが脅され、あなたが鼻血を出してから行き場所を探すのでは遅すぎるのです。事前にその場所が本当に安全であることを確認し、自信を持って家を出られるように備えましょう。

実践課題8と9で行った作業を見直して、危険信号への新しい対応方法を繰り

返し練習しましょう。危険信号をつねに警戒し，その結末を変えるための新しいスキルを活用してください。自分の尊厳が大切に守られ，自分の家で安心して過ごせるという，誰もがあたりまえに認められている権利は，もちろん，あなたにだってあります。流れを変えることができないほど状況が悪化したら，あなたを頼る人たちを連れて家を出ましょう。まずは事態を鎮静化しましょう。その後に次に取るべき手段を決めればよいのです。何よりもまず，安全でいることが大事です。

要　　約

- 避難用鞄をすぐに使えるように準備する。
- 暴力の危険信号に対する安全な対応を示したシナリオを作る。
- 万一の場合に備えて隠れ家を準備する。

━━━━━●━━━━━●●●━━━━━●━━━━━

キャシーとジム：暗闇を抜けて

　ジムに殴られて以来，キャシーは恐怖を覚え，それ以上の対立を避けるようになりました。そのおかげで，再びジムのこぶしの犠牲になる事態を回避することができましたが，それは同時に，もはや問題について話し合うことは不可能であることを意味していました。日々の生活は，暗い恐怖の穴倉に住んでいるようなものとなったのです。

　「もう無理だ，もっと楽しい人生を過ごしたい」。そうキャシーが感じたときに，まずやらなければならなかったのは，染みついてしまったジムに対する恐怖感を乗り越えることでした。言葉の暴力をはじめとする，さまざまな恐ろしい暴力的状況を注意深く分析したところ，キャシーは，コントロールを失ったジムが発する危険信号のいくつかを同定することができました。ひとつは，ジムが「やってられない」と口にするときです。キャシーはジムがそういうのを何度も耳にしたことがありましたが，それまでは，「目の前の問題に対処するのが面倒くさい」という意味に解釈していました。しかし，本章であなたがやったように，キャシーもジムとのやりとりを書き出して分析してみたところ，ジムは本当に話し合いを苦手としており，この言葉はジムが自制心を失いはじめていることを示す最初の

サインであることが判明しました。そして、もうひとつの危険信号として、キャシーを殴る直前のジムは、まるでストレスを追い払おうとするかのようにこぶしを握ったり開いたりし、また、ソワソワとうろつくスピードがどんどんせわしなくなってくる、という現象が見られることもわかりました。

　危険信号を特定したキャシーは、自分自身と子どもたちのためにスーツケースを準備し、それを妹の家に置かせてもらいました。キャシーの妹とその夫は、必要があればいつでも自分たちの家をキャシーの隠れ家として使ってよいといってくれました。

　逃げ場を確保し、また、会話をとめるタイミングを見きわめる自信がつくと、ようやくキャシーは、ジムと一緒にいても多少はリラックスした気分で過ごすことができるようになりました。ジムと正面から向き合ったり、彼を変えようと試みたりする心の準備は、すぐには整いませんでしたが、踏みにじられても耐えなくてはならない、という気持ちはもはやなくなっていました。キャシーはすでに自分の安全を確保するスキルを身につけていたからです。大きく変わったことはまだ何もないですが、これによってキャシーは、自分の人生に対するコントロールを取り戻す日が近づいたことを感じることができました。

第4章
目的地を決める

Pick a Destination

マリアとマーク

　援助を求めて私たちのクリニックにやってきたとき，マークは，マリアの飲酒に対する怒りのあまり，そもそもなぜ彼女と結婚したのかを思い出すことすらできなくなっていました。やめさせようとマークが頑張れば頑張るほど，ますますマリアはアルコールに溺れていきました。二人はいつも口論し，怒鳴り合っていました。夜，マークへのあてつけからお酒を飲んだマリアは，大抵は，朝になると後悔の念に苛まれ，決まって「もう二度と飲まない」と約束しました。するとマークは，それこそ藁にもすがる思いで，この何度も破られてきた約束が今度こそ守られるのではないか，と期待するのでした……そう，翌日の夕方，帰宅したマリアが再び泥酔している姿を目にするまでは。マークは，病気のときにはマリアをお風呂に入れ，清潔なシーツを敷いたベッドに寝かせてあげました。また，出勤できないほど二日酔いがひどいときには，マリアに変わって会社に欠勤の連絡をし，彼女が元気を取り戻すことに集中できるように，いつも周到なお膳立てをしてきました。そうやってマークは，自分がどれほどマリアを愛しているかを全力で伝えようとしてきましたが，まったく改善される様子は見られませんでした。事態はただ悪化の一途をたどっていたのです。

ここで改めて，このプログラムであなたが達成したいと願っていることは何か，少し考えてみましょう。あなたたち二人の関係が，アルコール中心の生活になるよりも前の状態に戻ることを願っているのでしょうか？　あるいは，当初は考えていなかったけれども，何かいまになって新たに願うものはありますか？　もしもあなたが『よりよい人生』という映画を撮るとしたら，その映画はどのようなものになるでしょう？　出演者は誰でしょう？　登場人物はどんなことをしているのでしょう？　そして，彼らはお互いに対してどのような態度で接しているのでしょうか？

　脳裏に望ましい人生像を描くことができれば，生活は変えやすくなります。よかった時代をふりかえって，恋しいと思う出来事や，将来はこうありたいと願っていた，かつての自分の姿を思い起こしてください。この先を読み進める前に，まずは思い出や感情についてくわしくふりかえってみましょう。そのうえで，実践課題10に取り組んでください。マークが行った，この実践活動を参考にして，あなたもノートに自分なりの答えを書き出してみましょう。

実践課題10——よりよい生活

AからDの手順をじっくり考えながら行ってください。各手順でそれぞれ三つの例をあげてください。

A　あなたとアルコール乱用者が，以前は一緒に楽しむことができていた行動をあげてください。
　1. 夕方の散歩
　2. お互いの実家を訪れる
　3. 教会に行く

B　アルコール乱用者が頻繁に行っていて，あなたがやめてほしいと願っている行動をあげてください。
　1. 夜，帰宅するなり，グラスに1杯目の酒を注ぐこと
　2. 帰宅が遅いとき，どこへ行っていたのかを隠そうとすること
　3. 飲酒をやめてほしいと頼んでも茶化すこと

C　アルコール乱用者が頻繁に行っていて，あなたがもっとやってほしいと願っている行動をあげてください。
　1. しらふのとき，一緒にテレビを観る
　2. 庭仕事を手伝ってくれる
　3. 酒をたしなまない隣人，ナンシーと一緒に過ごす

第4章 目的地を決める *Pick a Destination*

> **D** これまではできなかった，しかしこれからアルコール乱用者と一緒にやりたい，とあなたが願っている行動をあげてください。
>   1. 交響曲を聴きに行く
>   2. テニスやラケットボールなどのスポーツ
>   3. 野菜の家庭栽培

　この実践課題の結果は，後ほど見ていきましょう。ところで，ここであなたに書き出してもらった事柄に関して非常に重要なことにお気づきでしょうか？　ここでは，あなたがアルコール乱用者にやってほしい，もしくは，やってほしくない行動——**具体的な行為**——を書き出していただきました。ここは，「もっと優しくなってほしい」とか，「意地悪な態度をやめるべき」などといった，抽象的なことを書く場所ではないのです。こういった言葉はただの願望にすぎません。願望はケーキの上に立てられたろうそくの炎を吹き消したり，流れ星を見たりしたときにはぴったりかもしれませんが，実生活ではあまり役に立ちません。改善を求めるなら具体的行為に絞るべきです。実践課題10で書いたあなたの答えが具体的行為でない場合は，最初からやり直してください。

くわしく，くわしく，くわしく

　もちろん最終的な目標は，アルコール乱用者がお酒を飲む時間を減らし，代わりに，愛情あふれる恋人や家族としての時間をもっと多くすることです。そういった目標がすばらしいものであることは否定しませんが，ただ，少し漠然としすぎています。たとえば，どれくらい「減らす」のでしょうか？　ゼロにしたいのでしょうか？「愛情あふれる恋人」は何をしてくれて，何をしない人を指すのでしょうか？

　変化を起こそうとする人がしばしば冒しやすい失敗として，その変化に関して詳細なイメージを描かないというものがあります。「もっと幸せになりたい」，「よりよい結婚生活を手に入れたい」などといっても，その具体的な内容については，あまり考えていないのです。たとえば，「もっと幸せ」という言葉が意味しているのが，もっとお金がある状態なのか，あるいは，よりよい性生活や多数の友人，近所で一番のすばらしい庭を持つことなのかが見えてきません。また，「よりよい結婚生活」とは，もっと多くの時間をパートナーと一緒に過ごすことなのか，それとも，一緒にいる時間を減らしたいのか，といったあたりも漠然としていて，あいまいな言葉で濁されています。

「もっと幸せ」「もっとよい」といった言葉で示されるのはあくまでも願望であって，それは目標とは異なるものです。目標とは，自分が到達したい場所についてくわしく，具体的に述べることです。くわしい目標の設定がなくては，目標に向かって前進したくても何をすべきかがわかりませんし，そもそも，到達したことにさえ気づかないかもしれません。明確な目標が設定できていないと，いずれは，「死に物狂いで頑張っているのに，どこにもたどり着けていない」という点に気づかされることとなるでしょう。私たちは，あなたがそのような状況におかれることを望んでいません。

願望を目標にいいかえる

　家族や恋人，友人がアルコール乱用者に望む変化とは，一般に以下に示すようなカテゴリーに分類することができます。あなたが達成したいと願う段階ごとの目標がどのカテゴリーに当てはまるかを考えてみましょう。各項目を読み，それぞれの例を見てみてください。カテゴリー名を読んだだけだと，一見，目標のように見えますが，実際は進むべき方向性を示しているにすぎません。目標はくわしいほどあなたをその方向に導いてくれます。願望を引越ししたい地域にたとえるならば，目標とは新しい家の玄関前まであなたを導いてくれるくわしい地図のようなものです。

▶「大切な人がお酒をやめるのを手助けする」

　この願望から派生する目標にはさまざまな種類があります。「手助け」という言葉には，「しらふ」という言葉と同様，さまざまな定義があります。
　たとえばそれは，あなた自身の態度をコントロールすることによってアルコール乱用者の行動を変える方法を学ぶこと（本書の定義），あるいは，好ましくない態度に対して罰を与えるという義務を引き受けることでしょうか？「手助け」という言葉の意味はあなたの考え方次第でずいぶんと変わってきます。本書の定義では，あなたの態度をコントロールすることによってアルコール乱用者の行動を変える方法を学ぶことを意味しますが，好ましくない態度に対して罰を与えるというやっかいな義務を引き受ける，あるいはさらに，完全に距離を置いてアルコール乱用者自身にすべてを委ねてしまう，ということをもって，「手助け」の意味とする考え方もないわけではありません。どのようにアルコール乱用者の手助けをしたいのかを考え，それを反映する目標を言葉で表しましょう。もちろん，私たちの願いは，あなたが自分の行動をコントロールする方法を学び，アルコー

ル乱用者に肯定的な影響を与えられるようになることです。覚えておいてほしいのは、あなたが人に対する行動を変えれば、それに伴ってあらゆるやりとり（もしくは対応）が変わっていく、ということです。

　「しらふ」の定義を決めるのも、「手助け」の定義と同じようにむずかしいものです。「しらふ」とは二度とアルコールを口にしないことだと考える人もいますが、一方で、酔っぱらわない程度、あるいは、意識や能力が損なわれない程度の飲酒だと考える人もいます。あなたが手助けしようとしているアルコール乱用者の場合、いずれの定義がよりふさわしいでしょうか？　それは私たちにはわかりません。飲酒によってさまざまなトラブルを繰り返してきた人でもその後ふつうの飲酒ができるようになる場合がある、という研究結果もないわけではありません。しかしその一方で、ふつうの飲み方ができない人がいるというのも事実です。これを決められるのはアルコール乱用者自身だけです。ただ残念ながら、アルコール乱用者自身が試行錯誤するのは目に見えています。

　もしもあるアルコール乱用者が適正飲酒への挑戦を繰り返しては失敗してきたならば、おそらくその人には適正な飲酒は不可能なのでしょう。しかし、方法がまちがっていただけかもしれません。その人にとって可能だとあなたが信じる飲酒量、そして、どの程度のアルコール量なら普段の生活であなたが耐えられるのかを考えてみてください。それから、アルコール乱用者自身が問題への対応に向けて前進しはじめたら、それに合わせて、あなたも考え方を順応させていけるよう心の準備をしてください。というのも、二人の目標がかみ合っている必要があるからです。しかし、とりあえずは、あなたのなかで「しらふ」の意味を明確にしてください。もちろん、あなた自身の飲酒パターンも検討しましょう（あなたもアルコールをたしなむ方である場合）。たとえば、あなたが夕飯を作りながら毎晩一杯のワインを飲むという習慣をつづけるつもりなのに、相手にはアルコールを完全にあきらめさせるというのは、どう考えても理不尽です。

　このカテゴリーにおける目標を決定する前に、以下のクイズを解いてみて、あなたに明確な目標を定める能力があるかどうかを確認してみましょう。

クイズ
　以下に示したものは明確な目標でしょうか、それともただの願望でしょうか？

1. 自分のコミュニケーション方法をもっと「PIUS」（第9章参照）することで、アルコール乱用者との口論を最小限に抑え、飲酒量を減らす方法について落ち着いて話し合うことができるようにする。

2. アルコール乱用者がお酒を控えることができるよう，自分にできることはなんでもする。
3. アルコール乱用者がよくなるように，自分の態度を活用して相手の態度を変える方法を学ぶ。
4. クラフト・プログラムを通じて学んだ，行動変容のための科学的方略を用いて，アルコール乱用者に対して，飲酒をつづけるより飲酒量を減らすほうが魅力的であることを教えていく。
5. お酒を飲むことが飲まないでいるよりも困難な状況を作れば，飲酒量も減るはずなので，とにかく飲酒しづらい状況を作る（相手をかばったり，後始末をしたりしない）。

　上記1，4，5が明確な目標設定であると思った人，それで正解です。いずれも，本人にとって重要な関係者（家族，恋人，友人など）が何をするのか，何を達成しようとしているのかを明らかにしています。一方，2および3は具体性が足りません。2では支持者の献身的な姿勢こそはっきりしているものの（「できることはなんでもする」），そこにどのような行動が伴うのかが明確ではありません。3はとるべき行動がはっきりと述べられている点はよいのですが，アルコール乱用者が「よくなるように」という曖昧な表現のせいで説得力に欠けます。よくなるとはいったいどういう意味なのでしょう？　目標が達成されたこと，また，その方法が正しいかどうかを，関係者はどのようにして知ることができるのでしょうか？

▶「家庭内における暴力のリスクを減らす」

　この分野に関してはすでに前向きな対応方法をお伝えしていますが，本カテゴリーにおける願望と目標の違いについて少しお話ししたいと思います。
　「家庭における暴力のリスクを減らす」というのは明確な目標設定のように見えますが，これ以外の方向性を持たずに着手すると成功はむずかしくなります。すでに第3章で，「非常時の脱出計画を立てる，暴力の早期警戒サインを特定する，暴力を避けるために態度を変えるなどの方策によって暴力のリスクを減らす」という目標に向けて進む方法を説明しました。たとえば本書が，家庭内における暴力のリスクを減らすために最善を尽くしてください，という言葉をかけるだけであったとしたら，あまり役には立たないでしょう。第3章では，いまあげたようなきわめて具体的な目標を提示し，あなたがとるべき行動を明確に説明しました。

▶「生活における精神的ストレスを減らす」

　このカテゴリーで掲げられる目標はあまりにも広範であり，あなた自身のストレスを減らすためには何を変えなくてはならないのか，注意深く考える必要があります。このカテゴリーであげた目標は，もしかすると違うカテゴリーにおける目標によって達成させることがあるかもしれません。たとえば，暴力に対する恐怖から自由になるという，「暴力の減少」カテゴリーに関する目標に取り組むことで，ストレスが減少するかもしれません。同様に，本人が夕食の時間に遅れずにしらふで帰宅してくれることがストレス減少につながるのであれば，この目標はすでに設定済みかもしれません。しかし，ストレスの減少につながる変化は，他のカテゴリーの目標ですべてまかないきることができないのも事実です。たとえば，「キルティング教室にもう一度参加して，もっと楽しい交際を生活に取り入れる」，あるいは，「手軽なリラックス手段を学ぶことによって緊張性頭痛を減らす」といった目標は，それにあたるでしょう。

　生活上の精神的ストレスを減らすために目標を決める際には，まず異なる生活領域におけるストレス要因を探ってみましょう。アルコール乱用者やその他の家族との人間関係，仕事，人づきあい，健康にかかわる行動などについて考えてみてください。ストレスの原因の全体像がだいたい理解できたら，何に焦点を当てるとよいか，何を変えると効果的かがわかるでしょう。

▶「大切な人に治療を受けさせる」

　いまの状況に長いあいだ悩まされてきた人なら，問題が消えてなくなってくれればよいのにと何度も願ったことでしょう。何とかしてあなた自身の力で大切な人を「治そう」と，さまざまな骨を折ってきたのではないでしょうか？　しかし，いまあなたが本書を読んでいるということから，問題はまだ消えてなくなってはいない，ということがわかります。もちろん，同時にこれは，あなたが次の一歩を踏み出そうとしている，ということも意味します。私たちが考える次の手段は，治療です。

　治療については第11章でくわしく説明します。いまはまず，あなたの大切な人に治療を受けさせるという案について考えてみましょう。治療を受けさせる方法は，アルコール乱用者の数だけあります。小言，懇願，脅し，おだて，強制，脅迫，誘惑，嘆願，そして，ストレートに頼んでみるなど，何でも試してみるとよいでしょう（すでにやってみたものもあるかもしれません）。また，お酒を飲みつづけるより変わる方が得なようだと徐々に思わせることができるように，現在のあなたたち二人の関係性を見直してみてもよいでしょう。この方法こそが，本書

で教えるものであり，科学的に効果があると証明されたものなのです。つまり，アルコール乱用者に治療を受けさせたい，というあなたの願いを叶えるためには，次のように考えたうえで目標を設定する必要があります。「アルコール乱用者に対する態度を変えることで本人が治療を受けるようになれば，これまでよりもよい生活が得られるだろう，と考え方を切り替える」。本書から学ぶことのできる事柄はすべてこの目標を達成するために構成されています。

▶「大切な人の断酒と治療を支援する方法を学ぶ」

これはあなたにとって新しい考え方かもしれません。治療や断酒を支援する，ということの意味について考えたことのある人は少ないでしょう。大切な人がアルコール乱用を呈するに至った原因はあなたではない，というのは確かな事実です。しかし，あなたとその人とのあいだで時間をかけて築きあげてきた関係性が，飲酒を助長している場合があるのです。つまり，アルコール乱用者が治療を開始したり断酒を達成できたりしても，二人の関係性が変わらなければ，断酒を継続することはむずかしいかもしれない，というわけです。しかしいまは，後でこの問題に関する目標を具体的に設定すると誓うにとどめておきましょう。実際に行動を起こすのは第11章を読んでからにしてください。アルコール乱用者に治療を受けることを提案する際には，その人に治療をつづけさせるために，あなた自身は何をするのかについても話さないといけません。

ここであげた願望と目標のカテゴリーは，私たちが臨床場面で頻繁に遭遇するものばかりです。とはいえ，あなたが達成したいと願う目標は，ここで提示したもの以外にもきっとあるはずです。本書で触れてないからといって，「その目標は重要ではない」などというつもりはありません。むしろ重要な目標とは，あなたにとって重要なものだけを指しています。これから数カ月のあいだに達成すべき目標を設定するために，次の実践課題11をやってみましょう。

実践課題11 ── 目標

以下の各カテゴリーに関して，あなたが達成したいと願う目標をノートに書いてください。マークの例を参照し，達成したいと願うことについて，彼がいかにくわしく書いているか，という点に注目してください。可能なかぎりくわしく，カテゴリー間で重複する目標があったとしても気にせずに書いてみましょう。採点されるわけではありません。何を目指しているのか，何が重要なのか，そのことをあなた自身が理解していれば，問題は何もありません。

大切な人に断酒をさせる

けんかにならずにマリアと飲酒について話す方法を学びたい。話を持ちかけるのに適したタイミング，あるいは，話の切り出し方を知りたい。彼女とまた楽しく過ごせるようになりたい。

家庭内における暴力の可能性を減らす

マリアが感情のコントロールを失って物を投げはじめたりしないように，感情の爆発を未然に防ぐ方法を学びたい。火に油を注ぐことにならないよう，自分の感情をコントロールする方法も学びたい。

生活における精神的ストレスを減らしたい

マリアのことが心配で仕事が手につかない，といった状況を何とかしたい。また，自分自身が楽しむための時間も作りたい——マリアと二人きりで，あるいは，他の友人と一緒に，または自分ひとりだけで。たえず心配し，彼女の後始末に追われる日々があまりに長くつづきすぎた。

大切な人に治療を受けさせる

口論になることなく，マリアと治療を受けることについて話し合う方法を学びたい（先ほどから同じことを繰り返しているが，これは非常に重要なことだ）。彼女を手助けすることができるよう，アルコール問題についてもっと知りたい。これまで自分がどんなまちがった行動をとってきたのかを突きとめたい。

大切な人の断酒と治療をサポートする方法を学ぶ

彼女が治療と断酒をスムーズに進められるようにするには，自分は何をしたらよいのかを知りたい。彼女が断酒することに同意してくれたら，自分にもできることをしたい。また，彼女の断酒の可能性を自分が妨げることがないようにしたい。

その他……

彼女が飲酒をやめて，一緒に楽しめる活動が増えてきたら，口論する回数を減らしたい。お酒をやめた彼女が，「断酒を強要された」などといって自分を憎んだりすることがないようにしたい。この目標がすべてなのかもしれない。ただ，二人の人生がよいものになってほしい。だから，断酒のプロセスと再発防止についてできるだけ多くのことを学び，彼女が断酒しつづけやすい行動をとれるようにしなければならない。

重要なポイント

この先へと進む前に，強調しておかなくてはならないことがあります。変えたいと願う事柄すべてについて考えるというのは，実に大仕事だったと思います。ですから，おそらくあなたはいま不安を感じているのではないでしょうか？　やらねばならないことがあまりにもたくさんある，と。しかし，私たちは声を大にしてあなたにいいたいのです。気楽にいきましょう。あなたはもう進みはじめて

いるのですから。あなたはすでにむずかしい決断を下してきました。大切なのは，前進していることを忘れず，自分の頑張りを評価してあげることです。先ほど行った目標設定の作業にしても，決して馬鹿にしてはいけません。自分の人生をふりかえって変化のための計画を立てるという作業は，誰にでもできるものではないのです。危険を承知で人生を改善しようという意欲を持つあなたは，まさしく特別な人といってよいでしょう。あなたならば必ずたどり着くことができるはずです。困難な道ですが，あなたには優れた地図とそれを活用する心意気があります。一歩一歩進んでいけば，ゆっくりと，しかし確実に事態は好転します。

優先順位

　このプログラムはあなたのためのものです。アルコール乱用者を援助することも優先事項のひとつではありますが，すべての中心はあなたであることを忘れないでください。本人の飲酒のせいで苦しめられているのはあなたです。家族をひとつにつなぎとめているのもあなたです。アルコール乱用者をかばい，後始末をし，そばにいてあげているのもあなたです。それから，ずっと犠牲になってきたのもあなたです。変化をいちばん求めているのはあなたですし，変化を起こすのもあなたです。つまり，このめちゃくちゃな混乱のなかにおいて，**最も大切な人物はあなたなのです。**

　目標を達成するためには，前進しつづけるためのエネルギーと勇気が必要だということを忘れないでください。そして，**エネルギーと勇気を保つためには，自分自身のケアをすることが必要不可欠です。**そのためには，あなたの健康と幸福にかかわる目標を最も高い優先順位に置くことがきわめて重要になります。最も優れた支援者とは，まず自分自身を救うことのできる人です。そのことを私たちは経験から学びました。

　実践課題11で書き出した目標を見返してみて，あなたのニーズに関係する項目の横に大きく星印を書きましょう。ボーリングのチームに入ることで自分の楽しみを増やす，いとこたちとの集まりを計画する，あるいは，長いあいだ運動をしてこなかったのでウォーキングを再開する，といった目標を立てていますか？ けんかやトラブルだらけのアルコール乱用者との生活に翻弄されるなかでも，決してあなた自身の優先順位を見失わないように注意してください。あなたと本人の双方が救われるように，まずはあなた自身のケアをすることです。そして，問題を抱えるアルコール乱用者を助けようとするなかで，あなた自身を見失ってしまわないようにすることです。

夢を見よう！

　このように集中的に目標設定や計画を行っていると，あなた自身がどういう気分になることを望んでいるのか，その全体像を見失ってしまいがちです。要するに，あなたが減らしてほしいと願う，もしくは，増やしてほしいと願うアルコール乱用者の行動，さらには，あなたが起こしたいと願う変化——これらはいずれも，あなたの夢の一部なのです。あなたは苦しみから抜け出したいと思っている。そして，さらに多くを手に入れたいと思っている。気分よくすごしたい，愛を感じたい，人生を楽しみたい。こういったあなた自身の夢をいつも忘れないようにしてください。

　この項を読んだ後，目を閉じて，アルコール乱用者とあなたが過去にどのような関係であったかを思い出してみましょう——人生が楽しかったあの頃を。配偶者であれば，まだ交際中の時代，お互いに相手によい印象を与えようとしていた頃を思い出してください。贈り物を買ったり，相手の趣味に喜んで付き合ったり，ロマンチックなディナーや公園での散歩，情熱的なセックスなどを思い出してください。付き合いはじめの興奮を覚えていますか？　そのときのあなたの気持ちはどんなものでしたか？　あの温かい気持ちを思い出すことができますか？　未来への期待と可能性を覚えていますか？　いつでも，どこにいても，次に一緒に時間をすごせる機会が待ち遠しくて仕方がなかったのではないでしょうか？　そして，過去に描いていた将来計画を思い出してみましょう。二人の関係はどのようなものになるはずであったか，いま心に描くことができますか？　その頃の希望と，不可能なことなど何もないように思えた，あの頃のことを思い出してください。

　あなたがアルコール乱用者の親ならば，あなたが自分の子どもに対して持っていた夢や希望，そして，いまでもあなたが子どもに与えてあげたいと願っている生活について考えてみてください。あなたには，他に元気に成長している子どもがいるかもしれませんし，本当はアルコール乱用者のわが子に与えたいと願ってきたような，そんな人生をすでに生きている甥や姪，友人の子どもを知っているかもしれません。その人たちのことを参考にして，かつてあなたが自分の子どもに持っていた希望を呼び覚ますのです。親として，あなたは，自分の子どもにできるかぎりのことをしてやりたいと思っているはずです。あなたはどんな夢を描いていますか？

　実践課題12では，こうした考えを書き出してもらいます。ひとつずつ，できるかぎり具体的に書き出してください。たとえば，充実した時間をもっと一緒にすごしたい，外食をしたい，友人付き合いがしたい，映画に一緒に行きたいなどです。

実践課題12 ── すばらしきわが人生

　あなたにとっての完璧な関係を思い浮かべて，ここに書き出してみましょう。明確かつ前向きに考えてください。たとえば，「もっと楽しい時間を一緒にすごしたい。最近の私たちは，一緒に何かを楽しむということができなくなっている」という例は，あいまいで消極的です。楽しい時間とは何かを明確に表現してはいませんし，また，得たいと願うものではなく，得られていないものを書いているために，否定的な意見になってしまっています。もっと明るく具体的なものに書き直してみましょう。「週に一度は，彼に映画に連れて行ってほしい，週に一度二人で外食したい」といったように。また，「何の心配もなしに気楽に彼と二人で過ごせるような，子どもたち抜きの時間がもっとほしい」というのも，具体的かつ積極的な例です。以下に示す，マークがこの実践課題を行った例を見てみましょう。もちろん，現時点では，ものすごく具体的だというわけではなく，おおよその希望を述べているにすぎません。しかし，実践課題を進めるなかでこうした希望はもっと具体的なものとなり，それに伴って，自分自身がやらなければならないことがより明確になるはずです。当然，自分でも進歩している感じを自覚することができるでしょう。あなたが望む，その人との理想の関係性ついて，ノートに書き出してみてください。

　　　マリアにはきっぱりと断酒してほしい。昔のように，少なくとも月に2回は映画を観たり，外食したりしたい。昔のように公園を一緒に散歩したりして，健康的な生活を送りたい。家族や友人を訪ねたり，教会の会合に参加したい。自分の感情をマリアに話せるようになりたいし，彼女にも同じように僕に話してほしい。今後の家計に関する計画を一緒に立てたい。子どもを作ることや，それについて彼女がどう考えているかについて話し合いたい。自分も彼女もやりがいのある仕事に就くべきだと思う。

　実践課題12で書くのはあくまでも「理想の」状況ですので，ためらわずにあなたの希望をすべて書いてください。ここでは夢を思い描くのであって，その夢が妥当なものでなくてはならないなどというルールはどこにもありません。あなたの思いや願望，活動，そして，あなた方の関係性においてあなたが変えたいと願う行動──そういったものを思いつくかぎり書き出してください。ただし，必ずすべてを具体的かつ積極的に表現するようにしてください。新しい現実を作り出す前に，まずは視覚化しなくてはなりません。さあ，あなたの夢はどのようなものでしょうか？

第4章 目的地を決める *Pick a Destination*

行動の概要

　本章で行ったのは重要な下準備です。ひとまず本書を横に置き，あなたの目標を見直して，二つの点を確認しましょう。ひとつは，それらが本当にあなたにとって重要なものであるということ，そしてもうひとつは，それらが具体的であることです。それらを達成したときのことを想像しても心から喜びを感じられないようならば，最初からやり直してください。目標達成のためには耐えなくてはならないことや，勇気を持って立ち向かわなくてはならないことがたくさん生じるため，心の底から願う目標を持つことがきわめて重要なのです。

要　約

- 二人の関係性について，具体的かつ重要な目標を設定する。
- 変化の旅における目的地は，浮き沈みの激しい旅路であっても乗り越えられるくらい，魅力的でなければならない。

―――•••―――

キャシーとジム：未来を創る

　キャシーとジムが結婚した当初，二人は「完璧な」カップルでした。キャシーはジムの遊び心や冒険心が大好きでしたし，ジムはキャシーの頭の回転の速さや思いやり深い性格が大好きでした。一緒にやって楽しめないことなどほとんどない――そう断言してもよいほどでした。週末にはいつも二人で映画に行ったり，友人と出かけたりし，平日の夜はソファに二人で丸くなってテレビを観たり，音楽を聴いたりしたものです。キャンプや魚釣り，そして，何よりも笑うことが二人の生活の大きな割合を占めていました。

　しかし，ジムの飲酒が増えるにしたがって，二人ですごす時間はどんどん楽しくなくなりました。キャシーはひとりでいることが多くなり，いつもジムにお酒を控えさせる方法ばかり考えていました。たとえば，ジムが持ち帰ったお酒をこっそり捨てたり，飲み仲間からの伝言を「忘れた」ふりをしたり，ジムが出かけられないように車の鍵を隠したり，二人の生活を取り戻したいと，ジムへの懇願を繰り返しました。いうまでもなく，効果はまったくありませんでした。それどこ

ろかジムは、「キャシーがいつも自分を非難している。一体どうしてほしいのかまったくわからない」と文句ばかりいっていました。要するに、キャシーの努力はすべて、ジムがいっそう飲酒へと走る原因となっていたのです。

　しかし、キャシーが自分の行動をしっかりと見つめ直し、目標を明確に定めると、ようやく物事は変わりはじめました。昔のようになってとジムに懇願する代わりに、キャシーは、「自分が何を欲しがっているのか」を頭のなかにはっきりと描きました。かつて一緒にやっていた、そしてもう一度一緒にやりたいと思っていることや、いまのジムがやっている、やめてほしいと思う事柄すべてを列挙したリストを作りました。その際、項目のそれぞれをすべて前向きかつ明確に書き記すように心がけました。昔のように愛情を示してほしいとジムにいうのではなく、「週に一日か二日は、夜、一緒にテレビを観たり、音楽を聴いたりしてすごしてほしい」と伝えました。同様に、子どもを叱りすぎないでというかわり、「子どもたちに一日一回は愛情を示す言葉か褒め言葉をかけてほしい。だって、子どもたちはあなたを尊敬しているから、そうすればもっとよい子になろうとするはずだから」と伝えました（子どもたちを褒めると同時に、ジムのことも褒めているのがわかりますね）。

　ジムに何をしてほしいのか、そのことをキャシー自身が正確に理解できたならば、あとは、自分の願いをジムに伝えるための効果的かつ前向きな方法を考えればよいのです。それはそうむずかしくありませんでした。ジムとの未来を夢に描くことによって、新しい未来を創るための具体的な目標を選択したり、修正したりすることができたのです。口論を避けるのに成功したり、ジムの後始末をしないですむたびに、キャシーは自分たちが正しい方向に進んでいるのを実感することができました。もちろん、だからといって、ジムはそう簡単に変化の旅をはじめませんでしたが、キャシーが小言をいわなくなったこと、そして、それまでより一緒にすごす時間が楽しくなったことには気づいていました。キャシーがやり方を変えてしばらくしてから、ジムは、「最近あまりイライラしないみたいだね」といってくれました。昔のようなほめ言葉にはほど遠いものの、その何週間か前まで口にしていた罵詈雑言に比べれば、相当な進歩といえるでしょう。この時点で、キャシーは自分たちにも未来があると感じることができました。

第5章
主導権を握る
── 運転席 ──

The Driver's Seat

ジョンと母親

　大学に進学したばかりのジョンがひとり暮らしをしたいといいだしたとき，彼の母親は，まだ早すぎるのではないかと心配しました。しかし結局は，息子のためにアパートを借りてあげました。母親としては，パーティーやアルコールを好む息子に一抹の不安を覚えましたが，その一方で，成績優秀で社交的な彼を誇りに感じていました。

　1年生のあいだ様子を見ていると，パーティー好きのジョンが，成績を維持しながら，生活費の一部を稼ぐためのアルバイトをつづけるのは，とてもむずかしいことがわかりました。母親は冬休み前には金銭的援助を止め，やむなくジョンは実家に戻ってきました。しかし残念なことに，実家に戻ったジョンの生活スタイルはすでに以前とは変わってしまっていました。ジョンと母親はいつも口論と怒鳴り合いをするようになり，家のなかの雰囲気はどんどん悪化していきました。

運転席に座って主導権を握るためには二つのことをしなくてはなりません。ひとつは，あなたには運転する**権利**があると信じること。もうひとつは，あなたには操縦する**力**があると信じることです。

運転する権利

少しむきになるのをやめて自分のケアをしてあげることが，大切な人を救うことにつながる場合があります。考えてみてください。怒りを抱え，怯え，落ち込んでいる人が，適切な方法で他人を救うことなどできるでしょうか？　怒りや怯え，不安を感じたとき，落ち着きを保ちつつ明晰に考えるには実にたくさんのエネルギーが必要であり，冷静かつ明晰な思考こそがアルコール問題の解決には必要なのです。アルコールという薬物のせいで，アルコール乱用者は理性的にものを考えることができなくなっています。もしもあなたが自分自身の幸福を犠牲にしてアルコール乱用者のケアだけをしていたら，一体，誰が二人の関係を救うのでしょうか？

誰かの飲酒問題のせいであなたの自尊心や自信がすでに傷つけられてしまっているとしても，それはあなたにかぎったことではありません。これはアルコール乱用者の家族にはよくあることです。自分の生活がコントロールできなくなると，人は反射的に犯人捜しをはじめるものです。それは，アルコール乱用者も同じです。コントロールを失えば失うほど，責任を押しつける相手を捜し出したい気持ちになります。残念なことに，最も責任を押しつけられやすいのは，最も身近な人──そう，あなたです。事実，「こんなに小言ばっかりいわれなければお酒なんか飲まないのに」，「どうせわかってくれない」といった非難の標的になってきたはずです。何カ月も何年もつづいてきた，こうしたやりとりのせいで，あなたの自尊心はズタズタになり，ついには**あなた自身**が原因なのではないかと疑いはじめるようになります。そうなると，すでにある飲酒問題にあなたの不幸も加わり，事態を改善する力は，あなたのなかで，まるで溶けてなくなる氷のように消え失せてしまいます。

自分のせいにするのはやめてください。アルコール乱用者（や他の人）が何といおうと，あなた以外の人が飲酒するのがあなたのせいであるわけがありません。もちろん，飲酒生活全体から見れば，あなたの態度が影響を与えてはいるでしょうが，**その人がアルコール乱用者になった原因はあなたではありません**。誰しもが生活のストレスを抱えており，そのストレスの重さは人によって異なります。それに，誰もがみんな飲酒によってストレスに対処しているわけではありません。

もしもあなたが妻，夫，父親，母親，息子，娘，叔母，伯父，姪，甥，恋人，友人として完璧でなかったとしても，そのことが誰かの飲酒の原因とはなり得ないのです。理由はいろいろあるでしょうが，アルコール乱用者は飲酒することで生活上のストレスに対処しているのです。世の中には，寝る，食べる，あるいは瞑想するといった方法でストレスに対処している人だっています。人はなぜある特定の対処方法を選ぶのか，それについては私たちも完全には理解できないでいますが，現時点においてひとつだけ断言できることがあります。それは，**問題の原因はあなたではなく，あなたは責任を負う必要などまったくない**，ということです。むしろ責任を負おうとするのをやめれば，もっと積極的にアルコール乱用者と向き合うエネルギーも沸いてくるでしょう。そうすれば，アルコール乱用者にも断酒したいと思わせることができるでしょうし，同時に，あなた自身やアルコール乱用者，あなたの家族にとっても，いまよりも幸福な暮らしを見つけ出すことができるでしょう。あなたが本当にアルコール乱用者のことを大切に思うのであれば，自分自身を大切にすることでその思いを示してあげてください。

　問題はあなたではないですが，問題を解決するための援助はできます。事実を知り，しかるべきところに責任を返上し，幸福を受け入れる方法を学びましょう。

確証：あなたのせいじゃない

　こんな思いに身に覚えはありませんか？　どうすれば助けてあげられるのかがわからない。自分がもっとよい夫でありさえすれば……，あの子が小さい頃にもっと家にいてあげればよかった……，自分がもっとよい娘だったら……，他の人は大切な人を助けてあげているのになぜ私にはできないの？　おそらくこのような考えがこれまでも何度となく頭をよぎったのではないでしょうか？　問題のある人間関係に何カ月も何年ものあいだかかわっていると，そんなふうに自分を疑いはじめてしまうのは無理もないことです。また，アルコール乱用者からの非難や，他人からの微妙な，またはあからさまな非難によって自己不信に陥っていたら，罪悪感を覚えることだってあるでしょう。しかし，このような事態になる以前，あなたの大切な人がどうだったかを思い出してみてください。飲酒がどんどん悪化していった頃のことを覚えていますか？　いったい何が起こったのでしょうか？　本人の飲酒はどのようにして増加していったのか思い出すことができますか？　アルコール乱用者が次第に不安定で予測不能な気分屋になり，二人共通の楽しみが減少してしまったように，飲酒によって他の問題も悪化していったのではないでしょう？　二人で一緒に楽しく過ごす時間はまだありますか？　相手が恋人であ

るならば，セックスを楽しめなくなっているのではありませんか？　アルコール乱用者はいつも怒っていて，自分の抱える問題をすべてあなたのせいにしてはいませんか？

　これからむずかしい質問をするので，よく考えてみてください。こういった否定的な出来事はあなたが望んでいたものですか？　アルコールが生活を支配してしまうほど，たくさんお酒を飲んでちょうだい，と頼んだのはあなたですか？　無理やりお酒を飲ませたのですか？　あなたの友人はみんなアルコール乱用者になっていますか？　生活の中心になるほど，あなたはお酒が大好きなのですか？　答えはもちろん「No」でしょう。そんなものを望んだことは，一度だってないはずです。もちろん，目指したこともないでしょう。であれば，あなたが原因ではありません。

　責任は，自分が原因となって引き起こしたことに対してのみ課されるものです。あなたとの関係が原因で，本人が問題あるアルコール乱用者になったわけではありません。生活ストレスへの対応は人によって異なります。ヨガやジョギングをする人がいれば，犬を蹴飛ばす人もいるでしょうし，世の中を罵る人もいます——そして，当然ながら，飲酒に走る人も。それぞれが少しずつ違う対応をするのです。あなたの大切な人の場合，人生への対処法が飲酒だったということです。あなたの大切な人の飲酒はあなたの手柄でもなければ，あなたの責任でもない。つまりは，そういうことです。そろそろ自分を解放してあげましょう。あなたの生活には問題がありますが，その原因はあなたではないのですから。

あなたにはその力がある

　あなたには主導権を握り，二人の関係を操縦する力があります。行動マップを作成していくうちに，あなたにはその力があるということがはっきりとわかるでしょう。そのことを理解し，自分自身の力を信じてください。

　自分の行動パターンを知るには，まず他人の行動パターンを同定する方法を学ぶとよいでしょう。それでは，以下の状況，ならびにその後につづく二つの反応をじっくりと検討してみましょう。

　酔っぱらって遅い時間に帰宅したジョンは母親に，車のトラブルがあったと弁解しました。しかし母親は，ジョンが飲んで帰ってきたこと，そして，車にはトラブルなどまったくない，ということを嫌というほどわかっていました。くだらないいいわけにうんざりした母親は……

反応1	反応2
……そのことを息子に告げる。嘘つき,と怒鳴り息子を責める。ジョンは母親に,「ヒステリックな女だ」と怒鳴り返し,家を飛び出す。外出した後は,さらに飲んで帰ってくることを母親は知っている。	……これ以上我慢しないことを決意する。ジョンに対して,「ジョン,あなたが学校をサボっていたことはわかっているし,嘘をつかれてとても傷ついているわ。ひとまずは寝て,酔いを醒ましてから話し合いましょう。私もとりあえず寝るわ。おやすみ」という。母親が部屋を出て行くと,ジョンはソファにどさっと座りテレビをつける。

　次の表の通り,反応1の場合,母親はただ火に油を注いだだけです。酔っぱらって帰宅したジョンはすでに身構えていたため（そうでなければ嘘などつきません），母親の対応に刺激され,けんか腰の態度が引き出されてしまったわけです。つまり,母親が怒りを爆発させたから,ジョンはこのような反応をしたのです。母親は,「本音をはっきりという」ことで,一時的には気分がすっきりしたかもしれませんが,二人の関係は改善されることがなく,飲酒を止めさせることもできませんでした。もちろん,母親自身の生活を改善することもできていません。もしも怒鳴ったり小言をいったりすることがジョンの生活態度を改めさせるために有効であったとしたら,おそらく実家に戻った翌日には飲酒を止めていたのではないでしょうか？

　反応2における母親の態度は,反応1と同様,ジョンに大きな影響を与えました。ただ,この場合,母親が引き出したのは非闘争的な反応でした。冷静さを保って自分の気持ちをジョンに知らせたことで（ジョンの悪いところをあげつらうのではなく）,さらなる口論や弁明へと泥沼化してしまうのを避けつつ,自分の気持ちを伝えることができました。もちろん,ジョンは酒場に舞い戻ることを選択するかもしれませんが,この状況ではその行動を母親のせいにすることはできません。

　ジョンの母親の態度が変わればジョンの行動も変わるように,あなたの反応次第で,あなたの態度が大切な人に与える影響はプラスにもマイナスにも,あるいは中立的にもなり得るのです。実践課題13を用いて,アルコール乱用者の態度に影響を与える行動について検討してみましょう。3番目の項目を終えたら,本人とのやりとりの際に慌てずに平静を保ち,対立を避けつつ（これと,「問題を避けること」とは混同しないように！）,自分がアルコール乱用者の行動に対する責任を引き受けてしまわないようにするにはどうすればよいか,考えてみましょう。また,肯定的なコミュニケーションをするのに使える,否定的でない言葉も探し

てみましょう。たとえば，家に入る前に泥だらけの靴を脱いでほしいと伝えたい場合，「汚い靴で家に入られるのがすごく嫌なの。お願いだから外で脱いできてちょうだい」というのは否定的なお願いの仕方です。好意的な言葉を使って，肯定的なお願いの仕方に変えるとこうなります。「家に入る前にブーツを脱いでくれるととても助かるわ。掃除がすごく楽になるの」。どのようないい回しの工夫をしても，あなたほど二人の関係性にエネルギーを注いでいない本人に対しては，問題意識を高める働きかけはむずかしいものです。でも，頭ごなしに命令するよりも，このように穏やかに頼んだ方が引き受けてもらえる可能性が高いはずです。もしもあなたが「私の願いをたまには聞き入れてほしい」と考えているのであれば，肯定的なコミュニケーションをとることが大切です。

　実践課題13では，本人が好ましくない態度をとる可能性を減らす方法を分析していきます。しかし，この実践課題を行う前にまずは，マージの夫がいかにして，妻の態度に影響を与える方法を見つけ出したのかを見ていきましょう。

あなたの大切な人がとる行動のうち，あなたをイライラさせる，やめてほしいと思うものを書き出しましょう。
一晩中飲み明かしたマージが，翌朝ひどい二日酔いになっていること。家の中をうろうろしながら，気分が悪くて子どもの世話や家事ができないと腹を立てていること。

先ほどあげた行動をアルコール乱用者がますますしてしまったり，状況を悪化させたりしやすい，あなた自身の行為を書き出しましょう。
口をきかないという方法で，マージの行動を責める。彼女が話しかけてきたり，謝ろうとしたりすればするほど，彼女から離れ，会話を拒絶する。そうするとマージはとても怒り，結局また飲みに出かける。

先ほどあげた行動をアルコール乱用者がしにくくしたり，状況の改善につながるような，あなた自身の行為を書き出しましょう。
「飲みに出かけたり一晩中帰ってこないことには賛成できない。だけど，いいたいことがあるなら聞かせてくれ。酔いがさめたらきちんと話し合いたいとも思っている。しかし，いまはまだ二日酔いがひどそうだし，それに昨晩のことを話し合うには，僕の方も怒りがさめていない。夕食のときに話をしよう」といってみる。

　二つ目の対応では，夫は自分の気持ちを相手に知らせ，また，二人がともにもっと落ち着いた精神状態のときに改めて話し合う意志がある，ということも伝えています。心配な気持ちを冷静に伝えつつ，しかし，状況を軽視することもしていません。加えて，両者の気分が落ち着くまで話し合いを遅らせたことで，自分を取り戻す時間を確保し，そして，本人に対しても話し合いの準備をする時間

を与えています。これにより，その場で反応するのではなく，事前に対策を練ることができます——主導権を握り，どのような目標であれ，達成する可能性を高めるためには，いつもこうした状況を作るようにするとよいでしょう。

以下に提示する例は，マークが実践課題10（第4章）に取り組んだ結果です。必要であれば，ぜひマークの例を参考にしてください。実践課題を読んだうえで，あなたの答えをノートに書きましょう。

実践課題13──実効力のある行動

ステップ1──実践課題10（第4章参照）のステップBで記入したものを，ひとつ書き写してください。

飲酒をやめてほしいと頼んでも茶化すこと

ステップ2──先ほどあげた行動をアルコール乱用者にとらせたり，状況を悪化させたりしがちな，あなた自身の行為を書き出しましょう。

彼女に対して身構えすぎたり，異議を唱えたりすること。誰かが家のなかを片づけたり，家事をしなければならないことをわからせようとすること。彼女を助けるために何かしてあげたいと伝えようとしても，かえって怒りを買ってしまう。私が泣こうものならば，ますます激しく攻撃してくる。

ステップ3──先ほどあげた行動をアルコール乱用者に取らせにくくしたり，状況の改善につながったりするような，あなた自身の行為を書き出しましょう。

怒りを感じたらその場を去る。そうすれば彼女も追ってくることなく黙る。お義母さんのことを持ち出したことはないが，僕を責めているのを聞いたときにお義母さんがいうだろう言葉を持ち出せば，あるいは彼女もこれ以上責めるのをやめるかもしれない。一度やってみようと思う。

────────────────────────── ✿✿✿✿✿

おめでとうございます。あなたはたったいま，初の「行動的介入」の計画を立てました。仰々しい言葉ですが，要するに，誰か（あなたの大切な人）の行動を好ましい方向へと意図的に変えさせるための（あなたの）行動を計画立てたということです。実践課題13で取り上げた，状況を悪化させる方法についても，改善させる方法についても，もう理解したことでしょう。

次頁は，実践課題13の別の例です。ハリスのパートナーの反応と，それに対するコメントを見てください。何がわかるでしょうか？

あなたの大切な人が取る行動のうち，あなたをイライラさせる，やめてほしいと思うものを書き出しましょう。

妹とその夫と一緒に夕食に出かけると，ハリスはいつもジントニックをがぶ飲みし，大声を上げて，不愉快な態度を取りはじめる。最後にはいつもみんなに恥をかかせる。レストランを追い出されたことも何度かあった。

先ほどあげた行動をアルコール乱用者に取らせたり，状況を悪化させたりしやすい，あなた自身の行為を書き出しましょう。

あまりに何度も同じことがあったので，本当に腹が立つ。最終的にはいつも，「絶対にもう1杯注文したりしないでよね。また，恥をかかせるつもりなの！？」といったせりふを，怒鳴るというより聞えよがしにいってしまう。すると大抵の場合，彼は怒って，ダブルを注文してしまう。

先ほどあげた行動をアルコール乱用者に取らせにくくしたり，状況の改善につながったりするような，あなた自身の行為を書き出しましょう。

まず，彼の態度が私に影響をおよぼすことはない，と自分に言い聞かせる。それから深呼吸して，「お酒が好きなのはわかるけれど，今夜はこれ以上飲まないでほしい。私のためにやめておいてくれる？」という。それでも絶対に注文するというなら，「今晩もっと飲むかどうかはあなたが決めてください。でも，ここに座ってあなたが飲むのを眺めているつもりはありません。私は家に帰るわ。酔いがさめたら一緒に話し合いましょう」という。ハリスが注文したので，その場を去る。

上の例をみると，ひとつ目と二つ目の反応にはいくつかとても重要な違いがあることがわかります。ひとつ目では，冷静さを失ったことで，かえってハリスが主導権を握るのを許してしまっています。彼女の態度は，ハリスの行動に対する責任の一部を負ってしまったものとなっています（そうでなければ，彼の行動によって恥をかかされることなどありませんよね？）。それに比べると，二つ目の反応では，相手の行動から距離を置くことができているため，冷静さを保ち，対立を避けることができています。まずは，自分自身のケアからはじめることで（「彼の態度が私に影響をおよぼすことはない，と自分にいい聞かせる」），自分の感情を爆発させてしまうことも，そして，相手にダブルを追加注文させる口実を与えることも回避できました。それから，相手の気持ちを認識したうえで自分の思いも伝え，同時に，「これ以上注文しないでほしい」というお願いもできています。さらに，それが失敗に終わったときには，その場から離れることができました。ここで重要なのは，彼女が，ハリスに飲酒パターンを（メンツをつぶすことなく）変えるためのさまざまなチャンスを与えただけでなく，自身の幸せを守るための

行動も取れた，ということです。もちろん，これはつねにうまくいくわけではありませんが，否定的な悪循環に巻き込まれることを避け，新しいパターンを生み出せることだけは確かです。

あなたは大切な人の行動に影響を与えることができます。そのことを考える際には，いつも以下の事柄を念頭に置いてください。

- もしも怒ってしまったら，あなた自身の行動や状況に対するコントロールを失ってしまいます。そうなると，アルコール乱用者に主導権を譲り渡してしまうことになってしまうでしょう。
- 伝えたいことは，できるだけ肯定的な言葉で伝えてください。そうすればより聞き入れてもらえるでしょう。
- それぞれの状況をあるがままに受け止めることは大切ですが（よい状況，悪い状況，醜悪な状況など），大げさに捉えないことも同じくらい重要です。いいかえれば，いま，この場所にできるかぎり集中することです。「今夜の失敗」を，「人生がどれほどめちゃくちゃになったか」という話にすり変えないでください。あらゆる状況を大げさに捉えてしまうと，極端な感情の暴発と主導権の喪失につながりやすくなります。
- 困難な状況への反応パターンを変えようとするたびに，あなたは前進しています。それが完全なものであれ，部分的なものであれ，あるいは失敗に終わったものであれ，努力することで過去に繰り返してきた否定的かつ非生産的な習慣のパターンを弱めることができます。前進にはさまざまな形がありますが，そのすべてはあなたの手柄なのです。

本書を読み進めながら，「自分は行動を変えることができる，自分の行動が私の大切な人を変えることができる」と，毎日，自分に言い聞かせましょう。力はあなたの側にあるのです。

行動の概要

本章で行った作業は，車のエンジンをかける行為に似ています。もしもエンジンの始動に失敗したら，いかによく整備された車であっても，前に進むことはできません。それと同じように，「自分には人生の主導権を握る権利と力がある」ということを，あなた自身信じることができなければ，私たちがお教えする方法を

使いこなすことはできません。あなたの大切な人がアルコールや他の薬物を乱用する原因はあなたではない，ということを覚えておいてください。人は誰でも自分自身の行動に対して責任があります。しかし，大切な人とのかかわり方を変えることはあなたにもでき，またそうすることで，あなたの生活をよりよいものへと変化させることができるということも，忘れないでください。

要　　約

- 相手が誰であれ，他人の行動に対して責任を負う必要はない。問題なのはあなたではない。
- アルコール乱用者に対する反応を変えることができる機会を探し出すこと。本プログラムの後半部分に取り組むことで，自分自身の反応を変える方法をたくさん身につけることができる。しかし，まずはそのような方法を，相手とのかかわりのどの場所で用いるのかについて考えること。レーダーをはりめぐらせること！

キャシーとジム：新しい愛の形

　キャシーは責任を感じていました。ジムの飲酒から子どもたちを守らなければという責任（行動だけでなく，ジムという悪しき「お手本」）。二日酔いで欠勤するジムが職を失わないように，会社に対して取りつくろう責任（だって誰かが生活を維持するようにしなくてはならなかったから）。家族の軽蔑からジムを守り，ジムの爆発から家族を守る責任。飲酒につながることがわかっているにもかかわらず，小言をいわなければならない責任。さらには，自分がみじめな思いをしていることにも責任を感じてしまっていました。しかし，あるとき何かが変わりました。

　キャシーは，なぜすべてが自分の責任なのか，自らに問いかけてみたのです。しかし，その質問に対する答えは見つかりませんでした。子どもたちに対する責任の他には，何らの責任もない──ジムの体裁を守ったり，後始末をしたりしなければならない責任など，どこにもありませんでした。とりわけ，彼の飲酒に対する責めを負う理由など，まったくありませんでした。そもそも，ジムに飲酒し

てくれ，などと頼んだ覚えはないのです。誰に対してもお酒を無理に「飲ませた」ことなどないし，他の家族や友人とも仲よくできているし，昔のボーイフレンドとのあいだに何か後ろめたい問題もありませんでした。ジムの周囲にいる人たちの誰もが，キャシーほどは彼を大切にしていなかったのですが，それでも，ジムがその人たちを責めることはありませんでした。ジムの行動がキャシーのせいだという証拠など，どこにもなかったのです。

　キャシーは，自分がジムに対してこれほどまでに責任を感じてしまうのは，ジムをとても大切に思っているからだ，ということに気がつきました。おそらく，人生におけるこのおぞましい出来事に対して責任を負うことで，キャシーはなんとか状況を修復しようと頑張っていたのでしょう。しかし，すべては自分のせいではないということに気づけたとき，キャシーのなかで二つの変化が生じました。ひとつは，自分を責めるのをやめるという変化です。そのおかげで，キャシーは安息を得ることができました。もうひとつは，頭がクリアになったことです。おかげで，現実的にコントロールできるものは何なのか，といったことについても，理性的に思いをめぐらせることができるようになりました。要するに，ジムを大切に思うからこそ自分自身のケアをし，そこで得たエネルギーをジムへの対応を変えるのに活用する，ということを理解したのです。キャシーは，罪悪感と怒りという無限のループから抜け出し，よりよい生活に向けて新たな道を進みはじめました。

第6章
楽しい時間をすごしましょう

Let the Good Times Roll

バネッサとマーティン

21歳にしてすでにバネッサは，父親の世話に関してベテランになっていました。バネッサが13歳になってすぐに母親が他界し，それ以後ずっと，父親のマーティンはその喪失を乗り越えられないでいました。最初のうちマーティンは，「つらさを和らげるため」にお酒を飲んでいましたが，やがてそれは「忘れるため」の飲酒へと変わりました。マーティンは，年月とともに落ちぶれていき，いつ訪れても泥酔状態というありさまになりました。その結果，人々は次第に彼を避けるようになっていきました。最後の頃は，人生から抜け落ちた空白を埋めるために飲んでいるように見えました。この間ずっとマーティンのそばにいつづけたのは，唯一バネッサだけでした。彼女は，幼い妹の面倒を見て，飲酒をやめさせようとしては父親とけんかしたり，ときにはおだてたりして，家をなんとか切り盛りすることにすべての時間を費やしてきました。そのせいで，バネッサには青春などありませんでした。バネッサは実年齢よりずっと老けてしまい，治療にやってきたときには，彼女は何の希望もなく，ただ怒りを抱え，同時に，そのような感情を抱いてしまう自分を責め苛んでいました。

本書を読みはじめる前，最初に目次に目を通した方は，まずはこの章のタイトルが目に飛び込んできたのではないでしょうか？　深刻な問題に関する深刻な書物の真ん中あたりに，なぜこんなタイトルがあるのでしょうか？　答えはいたって簡単です。あなたには楽しむ権利があるからなのです。

　アルコール乱用によって生じた問題を何とかするために，あなたがこれまでに費やした努力とエネルギーを思い起こしてみてください。家族を危機から救い出したり，アルコール乱用者の安全を守るために車の鍵を隠したりしたことが，これまで何回くらいありましたか？　言葉や暴力の虐待から子どもを救ったことは？　父親と母親の両方の役割をこなし，一家の大黒柱としての責任を負ったことは？　アルコール乱用者との生活のなかで，正気と狂気の微妙なバランスを保つために努力したことは？　おそらくいずれの質問に対しても，答えはすべて「たくさん」でしょう。生活を維持しようとして頑張るあまり，せっかくの人生を楽しむための時間を作ることなど，考える暇さえなかったのではありませんか？　そろそろそのような生き方を変えるべきです。

　いますぐ，自分の努力に報酬を与えてあげましょう。いいえ，その前にまず，あなたがあなたであることに報酬をあげましょう。タイトルのとおり，そろそろ楽しみませんか？

　自己報酬（いまお話ししたようなことを指します）は，これまであなたが家族や友人，同僚に与えてきた報酬と同じようなものです。笑いかけたり，よくやったとほめたり，ときにはお金や贈り物，特別な時間といった，具体的な報酬を与えるのです。自分自身に報酬を与えるのに必要とされるのは，他人にあげる報酬にほんの少し手を加えればよいのです。外の世界に笑いかける代わりに，自分の内側で自らに対して笑いかけてあげるのです。よくやったと自分自身を褒めてあげることは，他人にいうよりは簡単なことなのです ── というのも，言葉にする必要はなく，ただ心のなかで思うだけですむわけですから。自分自身に物理的報酬を与えるのは，他人にそうするのと同じくらい簡単です ── それどころか，相手が何を喜ぶかを考える必要がない分，より簡単かもしれません。あなたは自分を喜ばせるものが何かを知っているわけですから。

　本プログラムの主な目的の一つに，あなたの生活を改善することが含まれていることを考えれば，日々の生活のなかに楽しい時間をつくることの大切さはわかっていただけると思います。もちろん，テレビで野球を観戦したり，泡風呂に浸かったりする時間を作るために，何も仕事を辞める必要はありません。ただ，毎日，自分自身に優しい言葉をかけてあげて，これまでよりちょっとだけ大きな報酬を毎日自分に与えてあげるようにするだけです。まだ大きなことをなし遂げて

いなくってかまいません。何とか一日を乗り越えられたことに報酬を与えてあげればよいのです。それどころか，自分に報酬を与えることができた見返りとして，さらに報酬をあげてしまいましょう！

　上述したように，自己報酬にはさまざまな形があります。最もシンプルでお金がかからないものとして，たとえば，「私ってなんて献身的なの」とか，「今回はあの状況に前よりうまく対処できた」などといった具合に自分自身を褒めてあげる，自分への語りかけという方法があります。もちろん，自分への語りかけも状況によって変化します。私たちはこれを自己報酬レベル1と呼んでいます。これより少し計画と費用を要するのが自己報酬レベル2です。無料もしくは低額ですが，時間は確実に必要です。たとえば，雑用を中断しておもしろい小説を読んだり，熱いお風呂にゆっくり浸かったり，公園を自転車で走ったり，あなたが楽しめるものなら何でもかまいません。自己報酬レベル3は，正真正銘の「成果」を上げたときのためにとっておきます。たとえば夕飯をすっぽかした本人が，夜遅く酔っぱらって帰宅した際に腹を立てずに対応できたら，マッサージを受けに行く，といった方法です（時間もお金も必要）。

　この後に，例にあげたような自己報酬の選択肢を作り，そうした報酬を生活の一部にすることを学ぶ実践課題があります。しかしまずは，あなたの自己報酬システムに，アルコール乱用者であるあなたの大切な人をどの程度関与させるか，あるいは，除外するかといった点について考えてみましょう。

アルコール乱用者と一緒に楽しむべきかどうか

　アルコール乱用者があなたの配偶者やパートナーなら，あなたの自己報酬に関与してほしいと強く思うでしょう。結局のところ，あなたが最も一緒に時間を過ごしたいのは彼らなのですから。しかし，自分の頑張りに対する見返りとして大切な人と一緒に外食することを決断する前に，その人物によって何がもたらされるのかを考えてみましょう。せっかくの外食をすっぽかしたり，酔っぱらって現れたり，その他の方法であなたの時間を台なしにしてしまうようなら，それは自己報酬ではなくなり，あなたに対する罰になってしまいます（こういった状況に身に覚えがあったとしても，心配はありません。理想的な薬物乱用治療は，二人の生活を改善するために，乱用者の配偶者とともに取り組む，というものです。つまり，あなたの大切な人が治療を開始した暁には，治療のおかげでパートナーはもっと楽しいパートナーとなり，最終的にはあなたも，自分の計画にパートナーを加えてあげたい，と思えるようになるはずです）。

一方，あなたの楽しみにアルコール乱用者を関与させることが，お酒を飲む生活スタイルから本人を遠ざけることにつながる場合もあります。二人が一緒に楽しめる，しかし飲酒していてはできない活動（「競合的活動」）を行えば，ともにすごす楽しい時間を増やし，同時にお酒を飲むために残された時間を減らすことができます。つまり，あなたにとっても，あなたの大切な人にとっても，そして，二人の関係にとってもよいわけです。

　メリットとデメリットの両面を十分に検討したうえで，最終的に大切な人をあなたの自己報酬に関与させるかどうかを決めるのは，いうまでもなくあなたです。私たちはあなたを個人的に知らないので，あくまでも一般的な意見として提案させていただきますが，自己報酬はあなた自身と信頼のおける友人や家族を中心に計画するようにし，アルコール乱用者のかかわりについては制限した方がよいと思います。本人の態度が改善され，もっとあてにすることができるようになったら，本人の関与する割合を増やしていけばよいのではないでしょうか？　当面は，あなたの楽しい時間がアルコール乱用者によって台なしにされないよう注意したほうがよいでしょう。

はじめましょう

　あなたの生活に楽しい時間を作るために，まずは次のことをやってみましょう。実践課題14を使って，日々の生活のなかから，より多くの楽しみを作るための計画を立てるのです。この実践課題には三つの欄があり，先ほどお話しした自己報酬の各レベルにそれぞれの欄を使います。自己報酬レベル1とは，無料かつすぐにできる活動です。たとえば，前向きに自分に語りかける（最も低額かつ手軽，そして最も強力な自己報酬です），暖かな火のそばに座って時間をすごす，雑用をこなすあいだ好きな音楽をかけるなどです。自己報酬レベル2には少しの時間と費用がかかります。たとえば，小説を読む時間を作る，友人に長距離電話をかけるなどです。レベル3には数分，数百円以上の時間とお金を要します。外食やカリブ海へのクルーズなど，好み（と予算）により異なります。

　バネッサのリストを見て，あなただったら何をしたいか，自分にどのような言葉をかけたいかをノートの各欄にできるだけたくさん書き出してみてください。

実践課題14──私にとっての楽しい時間

自己報酬レベル1 （無料，手軽）	自己報酬レベル2 （時間，低額）	自己報酬レベル3 （時間，費用）
「私ならできる」と自分に語りかける お祈りをする 鏡のなかの自分に笑いかける	化粧品を買う 友人に電話をかける 人に会いに行く 恋愛小説を30分読む	自分のために花を買う 新しい靴を買う ジムの会員になる ジムに通う

友人の力を借りて乗り越える

　苦悩を抱える人というのは，最も手助けや支援を期待できる人たちからどうしても距離を置いてしまいがちです。気にかけてくれる友人や家族が手を貸そうとしても，その人たちから距離をとって，すべてを自分ひとりで何とかしようとします。なぜそのような傾向があるのかを明らかにした研究はいまのところありませんが，私たちの経験からいえば，おそらくは罪悪感と恥ずかしさとが入り交じった，一種の後ろめたさのせいだと思います。問題を抱えたアルコール乱用者の家族において，こうした感情はきわめて本質的なものであり，実際に広く見られるものです。しかし，そのような孤立は非生産的であり，不必要なものです。いますぐに，あなたを支援してくれる人から引き離してしまう感情や思考を捨てましょう。そう，ビートルズの曲を思い出してください。「友人の助けが少しだけあれば何とかなるさ」

　まず，家族，友人，知人といった人々について考えてみましょう。その人たちのなかには，あなたと親しい間柄で，一緒にいるのが楽しいと感じる人もいれば，たとえ少しの時間であっても絶対に一緒にいたくない人もいるはずです。まずは，リストから後者に該当する人を削除してください。そうすると，あなたの生活におけるさまざまなニーズを満たしてくれる人がリストに残るでしょう。

　あなたのリストに残っている人たちの多くは，ただ一緒に楽しむことができ，肩肘張らずに時間を共有できる人たちだと思います。そのなかで，いまあなたが置かれている状況を話せる可能性があるのは，どのくらいいるでしょうか？　ほんの数人ではないでしょうか？　そうすると，その人たちに対して異なる二つのアプローチをとる必要があります。まずはひとつ目のグループ──ふつうの友人──と連絡をとる機会を増やす方法についてお話しします。

▶仲間をつくろう

　大切な人の飲酒のせいですべてを自分の胸の内にしまってきた人が再び社会参加するのは，困難なことです。しかし，その困難はすべてあなたの頭のなかに存在しているものだということを覚えておいてください。映画やランチに誰かを誘うときに生じる不安感は，ずうずうしい，必死だ，馬鹿みたい，あるいは，もっとひどい印象を与えるかもしれない，といった具合に，あなたが相手の反応を心配するところから生じるのです。

　しかし，相手の気持ちになってみましょう。誰かがあなたを誘ってくれたとすると，あなたはどう考えますか？　きっとあなたはうれしく思い，相手が自分に好意を抱いてくれていると感じて，うれしく思うのではないでしょうか？　それでは，なぜあなたは相手があなた自身よりも意地悪な受け止め方をすると考えるのでしょうか？　たとえ今回は断られたとしても，別の機会に会おうと約束をし，それ以後，お互いに連絡を取り合う関係に発展する可能性だってあります。これまでよりも多くの人と連絡をとるようになれば，新しい友人や生活における楽しみを見つけるチャンスが増えるのです。

▶秘密を打ち明けられる友人を見つける

　苦しみを打ち明けられる人を見つけるのは，もう少しむずかしいかもしれません。しかし，不可能ではありません。以下がその方法です。

　まず，目標を設定します。その人にただ聞いてほしいのか，アドバイスしてほしいのか，物理的に保護してほしいのか，お金を貸してほしいのか，どこか無人島にでも自分を連れ去ってほしいのか？　つまり，何をお願いしたいのか，それを頭のなかで明確にしてください。その目標は的を絞ったシンプルなものでなくてはなりません。合理的な目標とは，たとえば，「妻の飲酒問題に関するいらだちを話せる人がほしい。ただし，批判されるのも見下されるのも嫌だ」といったものです。

　目標が定められたら，今度は，それを頼むのに誰が適任かを考えましょう。信頼できるよい友人は誰でしょうか？　秘密を打ち明ける相手を決めましょう。

　次に，頼み方を決めましょう。どのような言葉を使いますか？　私たちは，単刀直入に頼むことを提案します。回りくどくほのめかしたりするのではなく，はっきりといえばよいのです。たとえば，「デイル，僕たちはもう何年も友人で，君はジーナの飲酒問題についても知っているだろう。僕の人生に一体何が起こっているのか，僕自身はっきりさせたいから，できれば話をする時間を作ってもらえないだろうか？　話を聞いてもらい，支えになってほしいんだ。頼めるだろうか？」

きわめて単刀直入に話を切り出していて、しかも、デイルにどうしてほしいかを、とても具体的に述べています。

　言葉を選んだら、あと2段階ステップがあります。緊張してうまくいえそうにないと思ったならば、選んだ言葉を口にする練習をすべきでしょう。その相手に話しかけている自分を想像したり、実際に声を出したりして練習するとよいでしょう。鏡に向かって話す練習をするのは、手軽でよいと思います。どのような形であれ、実際に行動に移せるくらいまで緊張を和らげることが目的です。

　それでは最後のステップです。行動あるのみ！　問題をひとりで解決するのは容易ではありません。誰だって救いの手を必要とすることはあるものですし、友の力を借りれば乗り越えられないものはありません。

　微妙な状況でうまく話せる自信がないようなら、実践課題15を使って秘密を打ち明けられる人を特定し、その人の支援を得るためにはどんな言葉がよいか、ノートに書き出してみてください。計画書があればきっとやりやすくなるはずです。バネッサは幼い頃からの女友だちにどうやって助けを求めたのでしょうか？　以下を見てみましょう。あなたも自分のノートにこの実践課題をやってみてください。

実践課題15 ── 助けを求める

誰に助けを求めますか？
エリカ── 幼稚園の頃からの友人だし、近くに住んでいるので会いやすい。

以下の言葉を繰り返し自分にいいきかせましょう。
1. 人の助けを求めるのは何も悪いことじゃない。誰だって助けを必要とするときがある。
2. 私たちが抱える問題は私のせいではない。私がいまの状況によい影響を与えることもあれば、悪い影響を与えることもあるけれど、お酒を飲んで生活を破滅させているのは私じゃない。私は問題を解決しようとしている。
3. 人は誰かの手助けをすることで喜びを感じられる。だから、助けを求めるのは悪いことじゃない。

頼みたいことを書いてみましょう。問題が何なのかを伝え、頼みたいことを明確にしましょう。

　　エリカ、悩みがあるから話をしたいの。あなたとはこれまでずっと友だちだったし、信用できる人だと思ってる。何もいわずに、2分だけ話を聞いてほしいの。この話は友人として秘密にしておいてほしい。

ずっと私が家にばかりいて父親の世話をしているのは知っているでしょう。父の抱えている問題は，きっとあなたが思っているより深刻だと思う。どんどん手に負えなくなってきていて，もうどうすればいいのかわからない。批判されたり，責められたりしない状況で，誰かに話を聞いてほしい。大切なあなただからこそ，ぜひ支えになってほしい。この問題を乗り越えるための助けになってくれるかしら？

　来談した乱用者ご家族に，自己報酬のこと，あるいは友人や家族に手助けしてもらうことについて話をすると，「それはすばらしい考えだ」，「ぜひやってみようと思う」とみなさん心から同意してくれます。しかし，少なくともセッションからの帰り際まではこの提案をやってみようと思っているはずなのに——なぜか実行しません。翌週どうだったか尋ねてみると，「生活」があるから自己報酬はできない，友人への連絡をする時間が取れない，といいます。まるで説得力のないいいわけです。そもそも，障害となったのは「生活」があるからなどではありません。計画性が欠如していたからです。あなたがエクササイズをする時間を作ろうと，友人に電話をかける時間を作ろうと，昼寝をする時間を作ろうと，生活はいつもそこにあります。あなたにとって重要な事柄のための時間は，あなたが計画し，作るのです。せっかくの楽しみが予定表の隅でほこりをかぶってしまわないように。楽しみや支援を生活に取り戻したいと本当に願うなら，いますぐカレンダーを出してきて，本章の実践課題を完了するための時間にチェックをつけてください。報酬レベル1, 2, 3はもちろんのこと，問題を乗り越える手助けをしてくれる人たちに電話をするための計画も立てて，楽しむことをはじめましょう。

行動の概要

　他人のケアをするには，まず自分のケアからです。手はじめに，社会生活を取り戻すことからはじめましょう。誰かに一緒にいてもらいましょう。助けを求めるのです。そして，自分に優しくなりましょう。

要　　約

- 自分のために報酬レベル1, 2, 3を計画立て，実現させる。
- 他の人たちに自分の生活に関与してもらうために，行動計画を実施する。

第6章 楽しい時間をすごしましょう *Let the Good Times Roll*

キャシーとジム：プレジャーパレス

　付き合いはじめたばかりの頃，金曜日の夜にキャシーとジムが好んで行った場所は，レストランとダンスホールが併設されたプレジャーパレスでした。そこに行けば，10ドルもあれば，おいしいハンバーガーとフライドポテトを食べ，足が痛くなるまで踊ることができました。キャシーは，生活に楽しみを取り入れることを考えはじめて以来，プレジャーパレスのことばかり考えている自分に気づきました。本プログラムの本章で取りあげた部分は，まさに自分の生活にプレジャーパレスを再建する作業でした。そこで彼女は，この作業を再建計画と呼ぶことにしました。

　再建計画のレベル1として，自分にふさわしいと思う称賛の言葉のリストを作り，洗面所に行くたびに鏡のなかの自分を褒めてあげようと心に決めました。キャシーは鏡のなかの自分に向かって，「私はよい母親で……，誠実な妻で……，思いやりがあって……，魅力的で……，そして何よりも私には，未来がある」と語りかけました。

　また，毎月ネイルサロンに手と足の爪を塗ってもらいに行く予定を立て（レベル2），大学でロマン主義文学の講座を受けることにしました（レベル3）。さらに，いまこそ妹にすべての秘密を打ち明け，手助けしてもらうときだと考えました。ジムを批判することなしに話を聞いてもらうには，どのように話を持ちかければよいか，注意深く考えてみました（身についた癖はなかなか直らないものです。実際キャシーは，妹がジムの悪口をいったら，きっとすぐにジムを守ろうと身構えてしまい，口論になりかねないことがわかっていました）。

　いつ，誰が，どのようにといった詳細な要素を考慮しながら，きわめて具体的な計画を立て，そしてそれをやりとおしました。まず，鏡のなかの自分を褒めることの効果に驚きました。毎日少しの時間の試みだったとはいえ，自分に自信が持てるようになり，そして自分には目標を達成する力があると信じられるようになったのです。こんなに簡単なことでこれほど大きな効果が得られるとは思ってもみませんでした。

　妹に電話をして，大事な話をしたいから会いたいといったとき，妹はドキッとしたそうです。また，ジムに殴られたのか（一度目は，キャシーは隠していたつ

もりでしたが，妹にはわかっていたようです），それとも，もしかするとついにジムと別れてくれるかのどちらかだと思ったのだそうです。キャシーは，妹にはっきりとどのような手助けが必要かを伝え，そしてまた，妹はキャシーが望むとおりの手助けをすると約束してくれました。その晩，キャシーは肩の荷が下りたように感じました。ほんの少しの手助けとプレジャーパレスを建て直すことで乗り越えることができる，と。

第7章
イネーブリングをやめる

Disable the Enabling

ヴァーニャとフアン

フアンとの交際をはじめてまもなく，ヴァーニャは，もしかすると自分はひどい過ちを犯したのかもしれないと思いはじめていました。二人が出会ったのは教会でした。フアンは，活発で頭の回転の速いヴァーニャに惹かれました。ヴァーニャはフアンのことをハンサムだと思いましたし，彼のおおらかな性格にドキドキしました。高校を中退したフアンは建築会社に勤めていました。ヴァーニャがいうには，「これまで付き合ってきた男性たちとは違って，フアンは仕事も遊びも一生懸命な人でした。繊細さには欠けていましたが，それを補ってあまりある男らしさがありました」とのことでした。ヴァーニャの想像力と心を奪ったのは，フアンの荒々しさと力強さでした。だから最初のうちは，彼女も，二人ですごすことにスリルを感じていました。しかし，いつしかそのスリルはまったく面白くないものに形を変えてしまいました。フアンの飲酒は増えていき，次第にマイナスの影響が増えていったのです。

世話焼きにならない

　二人の関係においては，あなたは相手よりも健康です。ですから，あなたにばかり物事をつなぎとめ，事態を収拾する責任が集中してしまうのは，確かにやむを得ないことではあります。ただ，あなたのような立場に置かれていると，自分のニーズを無視してまでもアルコール乱用者や家族の「世話をする」ようになります。残念なことに，そうやって手助けをすることにより，相手にとってはかえって好ましくない事態を引き起こしてしまいます。それには二つあります。

　ひとつは，相手を救うためにあなた自身の活力を犠牲にしてしまうことです。あなたが自分自身のニーズを犠牲にして他人の世話をするたび，あなたのエネルギー貯蔵量は少しずつ減っていきます。最終的に消耗しきってしまったあなたは，（身体的，精神的，感情的に）破綻するか，さもなければ，誰かを助けようと努力しても求める効果が得られにくくなり，次第にそうした努力もできなくなっていきます。もはやガソリンが空っぽの状態で走るようなものです。

　自分のニーズを無視した世話焼きが引き起こす，もうひとつの弊害は，アルコール乱用者が現在の行動パターンを継続しやすくなってしまう，ということです。あなたが尻拭いをし，上司との折り合いをつけてあげ，壊れたものを文字通り「取りつくろう」ことをしつづけるかぎり，アルコール乱用者には変わる必要がないからです。アルコール乱用者がお酒を飲み，あなたが事態を収拾する，というこのパターンは，「イネーブリング」と呼ばれる現象です。いつもそばにいて物事がうまくいかなくなるたびにとりつくろってあげることで，結果的に飲酒を容認することになってしまうのです。叱りつけ，責め，説教をしているあなたの言葉は，本人にはその正反対の意味に聞こえているかもしれません——つまり，「私が頑張ってあなたがお酒を飲みやすいようにしてあげる！」という叫びです。

　与えれば与えるほどアルコール乱用者は奪いつづけ，最後にはあなたの生活はあなたのものでなくなってしまいます。アルコール乱用者の行動による悪影響をどのように回避できるだろうか，相手の尻拭いをどうやればいいのか，そして，こんな罠にかかってしまった自分に傷つき，あるいは腹を立てる，そんなことばかりに意識が集中してしまいます。手助けしたいという善意からはじめたことが，実は大切な人の飲酒を後押しする毒と化しており，その結果，あなたは利用されているような気分になり，激しい怒りを感じるでしょう。

　フアンとヴァーニャの例を見てみましょう。フアンは大酒飲みで，そのせいで仕事を失ったことも何度かありました。平日は問題を起こさないよう飲酒量を節制していましたが，週末になると泥酔し，月曜の朝，仕事に行けなくなってしま

う，というのがいつものパターンでした。そして，「無断欠勤」と病欠をつづけた果てに，解雇されてしまうわけです。もう何年もこの状態がつづいていたこともあり，ヴァーニャは，最近はじめたばかりの仕事もまた失ってしまうのではないか，と不安を感じていました。それでもフアンは，最初の2週間くらいはうまくやりました。しかし今回もやはり，フットボール観戦のため日曜に友人たちと集まって飲み，泥酔してしまったのです。月曜の朝，どうやってもフアンは起きてくれず，上司に病欠の連絡をしてくれ，と頼んできました。家族のためにもフアンの失職は避けなければならないと考えて，ヴァーニャは電話をかけました。

これは一見優しいパートナーのする行為に見えますよね？　もちろんそうでしょう。しかし，よく考えてみると，ヴァーニャはフアンに暗黙のメッセージを送っています。彼女はフアンに，いくらでもお酒を飲んでかまわない，その行為に対する責任は自分がとる，と自らの行動によって示しているのです。その結果，フアンは何の負担も引き受けることなく飲酒することができるわけです。

誰もがイネーブラー（イネーブリング［世話焼き，後押し，尻拭い行為］をする人）になり得ます。下記の例を見て，イネーブラーの行動がどのようなものか見きわめてください。これらはいずれも，治療セッションの場で私たちがしばしば遭遇するものです。

　　　アランは20代前半の男性です。彼は友人たちから「元祖パーティー大好き人間」と呼ばれており，彼自身，その名に恥じないように日々頑張っています。ほぼ毎晩，一晩中飲み明かし，日中は正午を超えても寝ています。いうまでもなく，仕事は長つづきせず，結果としていまも両親と一緒に住んでいます。アランの両親は彼の態度に心を痛めていますが，深い愛情を持って，できることはすべてしてあげています。彼の習慣を叱ったりせず，家賃を払わせるなどといった，家計への貢献を求めることもしません。両親は，安全かつ寛容な環境を作ってあげれば，いずれアランも成長し，自らの過ちに気づいてくれる，と信じているからです。

　　　ジョージは，自分の妻がいずれは飲み屋からの帰宅中に自動車事故を起こすのではないかと心配していました。そこで彼は，妻が仕事帰りに飲んで帰る必要がないように，いつでも彼女の好きなお酒を家に準備するようにしました。ジョージは，「どっちみちお酒を飲むのだったら，家で飲んでくれれば自動車事故で死なれることもないしね」といいました。

アリシアが初めて飲酒運転をしたのは16歳のときでした。金曜日の夜，高校のフットボールの試合からの帰り道，運転速度が遅すぎたことから警察に停められ，その場で行われた飲酒運転検査に引っかかってしまったのでした。警察からの連絡を受けた両親は，大慌てで警察署までやってきて罰金を支払い，保管所から車を出し，娘を家に連れ帰りベッドに寝かせてあげました。その後，告訴を却下してもらうために，高額な費用を使って弁護士を雇いました。アリシアの両親は，娘をひどいトラウマから救うことができたと安堵し，アリシアに「二度とお酒を飲まない」こと約束させました。しかし，彼女が「通学に必要」と訴えたため，車を取り上げることはしませんでした。

　アランの両親，アリシアの両親，ジョージ，そしてヴァーニャもみな，よかれと思って行動していますが，いずれもイネーブリングというまちがいを犯しています。愛情と無知のおかげで，彼らの大切な人は大手を振って飲酒できてしまっているわけです。フアンはだるい身体でベッドから這い出して，自ら上司にいいわけをする必要がありません。アリシアが学んだのは，「たとえ法律を破っても，処罰を逃れることができるし，面倒なことはすべてパパとママが何とかしてくれる」ということだけで，彼女自身には変わらなければならない理由など何もないわけです。アランも何もする必要がありません。自分が楽しいと感じることだけをしていれば，後のことはすべて両親がやってくれるからです。自分たちが支援してあげるのと引き替えに，アランにも何かを求めないかぎり，変化など絶対起きようがありません。また，ジョージは妻に深酒をしやすい環境を作ることでイネーブリングしています。彼女には，いつどこで飲むべきか，そして飲酒の結果，何が起こり得るのか，さらには，自分の飲酒がどれだけジョージを失望させているのかなども，まったく考える必要がないのです。ここに登場したアルコール乱用者たちは何の犠牲も払っていません。何の苦労もしていないわけです。

　本人の行動のせいで生じる当然の結果を大切な人に経験させる，というのはつらいことです。しかし，本当にその人を大切に思うのならば，これは避けては通れない道です。アルコール乱用者に対するイネーブリングとなっているあなたの世話焼きとりつくろい行為が何か，アルコール乱用者が本来経験すべき当然の結果は何か，といったことを考えてみてください。実践課題16でそれらの考えを書き出してみましょう。下に示した例では，マーク（第4章）は，マリアに変わってほしくてしてきた行為のほとんどが逆の効果をもたらしていたこと，そして，飲酒をつづけやすくしていたことに気づくことができました。さあ，あなたもノー

トにこの実践課題をやってみてください。

実践課題16 —— 世話焼き行為

あなたやあなたのような手助けをする人がいるせいで，あなたの大切な人はどのような点で飲酒しやすい環境を得ているでしょうか？

　　お酒を買う，後始末をする，約束を守れないときのいいわけをしてあげる，あなたのせいじゃないといってあげる，鍵や免許証が見つからないときに代わりに運転してあげる，詰問しても悲しくなるだけなので嘘だとわかっていても見逃す，酔っぱらって歩けないときにはベッドまで運んであげる。

身についた習慣はなかなか直らない

　目標達成に向けて世話焼き行為・イネーブリングのパターンから逃れはじめたあなたは，この見出しの文章が真実であることをまざまざと思い知ることでしょう。身についた習慣を変えるのはむずかしいものです……本当にそうなのです。あなたとアルコール乱用者は非常に長いあいだ同じやりとりを繰り返してきたため，一連の流れはもう完成されてしまっています。お互いの怒るポイントも知りつくしています。それに，ふだん通りというのは新しいものより落ち着くものなので（少なくとも精神面においては），改善のための変化であっても最初は居心地悪く感じるものです。あなたの変化にアルコール乱用者は反応し，その変化にあなた自身も抵抗するでしょう —— あなたが自ら行っているにもかかわらず。

　私たちは何度となくこうした状況を目の当たりにしてきました。私たちのもとに相談に訪れる人たちはみな，もうアルコール乱用者との生活に耐えられない，何でもよいから状況を変化させたいと口にします。しかしその後，実際に二人の関係性に変化が生じはじめると，現状からの解放を切に願って来談したはずのご家族自身が，不思議と逃げ腰になってしまうのです。

「彼のことが大事なんです。本当はよい人なんです。悪いのはお酒なんです」
「あの子は私の娘ですから，見捨てることなどできません」
「彼と17年間も一緒にやってきて，いまさらやり方を変えるなんて無理です」
「何かを変えることで彼女が僕から去ってしまったら，どうするんですか？」
「あの人は僕の父親です。育ててもらった恩があるんです」

「私が尻拭いしてあげなければ，まわりの人から何をいわれるわかったもんじゃないですか？」

　人は不慣れなことに遭遇すると，自然と不安を感じるものです。私たちはこれまで，そのような不安に直面し，変化させるのをやめて，そのままの現状を維持しようとする人たちのいいわけを数多く聞いてきました。しかし本当は，最初に変化を起こそうと決意したとき（たとえば，本書を読みはじめた当初）の感情こそが真実なのです。いらだち，怒り，悲しみ，そして，変化を求める思いはまだ存在しているはずです。もしも「このままでもそんなに悪いことばかりでもないか」などと考えはじめているとしたら，それはおそらく変化が引き起こすストレスに反応しているだけです。容易なことではありませんが，自分が何をしようとしているかをつねに認識し，目標から目をそらすことをしなければ，必ず前に進めます。魔法のように何かが突然変わることはありません。明日の朝，目を覚ましたアルコール乱用者が生まれ変わっていることもありませんし，いままで長年やってきたのと同じ方法を用いつづけても，相手を助けることはできません。これまでうまくいかなかったのですから。

効果のない習慣

　世の中にはあなたやあなたの大切な人であるアルコール乱用者とまったく同じという人はいませんが，その習慣は多くの人に共通しています。ですから，おそらくあなたにも以下のうちひとつや二つくらい思い当たるものがあるのではないでしょうか？

▶世話焼き

　アルコール乱用者が壊したものを「取りつくろい」することです。来る日も来る日も，物事を収拾しつづけます。朝，アルコール乱用者が仕事に行けないほど二日酔いになっていたならば，上司に電話をして代わりに「弁明」してあげる。酔って帰宅し洗面所の床に吐いてしまったならば，その後始末をしてあげる。夜中の２時に電話をかけてきて，「酔って車をどこに停めたかわからないから迎えに来てほしい」といわれたら――そうしてあげる。

　いまの時点では，取りつくろうことが思いやりと分別ある行動に思えることでしょう。なにしろ，大切な人が嘔吐物や道の上で眠るのを放ってはおけないですものね。それはわかります。短期的に考えるなら，確かにそのようにさせるのは無慈悲なことです。しかし，長期的な影響について考えてみてください。あなた

がそうした状況を取りつくろってあげるたびに，アルコール乱用者は強烈な事実を体験し，学んでいるのです。何を学んでいるかって？　それは，どれほど無責任な行動をとっても，自分には何の影響もない！　ということです。だって，あなたがすべて面倒をみてくれるわけですから。もちろん，翌日になってあなたから文句をいわれるのは我慢しなければならないかもしれません……でも，何の苦労もなくほしい物を手に入れることができるのならば，小言のひとつや二つ，どうってことない……そういうものではないでしょうか？

世話焼きの代わりに

　アルコール乱用者に生活スタイルを変えてほしいと思うなら，必ず本人に責任を負わせなくてはなりません。泥酔して帰宅し，食べ物やお酒で洋服をめちゃくちゃに汚してしまったなら，その服のまま寝させましょう。翌朝，前の日の汚れのなかで目覚める方が，あなたがきれいにしてあげて布団に寝かせてあげるよりも建設的な体験となるはずです。また，二日酔いになるのは週末だけにできるくらい大人なのであれば，翌朝，自分で上司に電話をかけるくらいしてもおかしくない年齢のはずです。お酒を飲んでけんか腰になって親を怒鳴つけたりするようなら，謝罪するまでは仲直りすべきではないでしょう。つまり，ただで世話をしてあげるのをやめるのです。簡単なことではありません（前日の臭いに耐えなくてはならないのはあなたも一緒ですから），しかし，長い目で見れば必ず報われます。

▶小　言

　「小言」というと，なんだか嫌な感じがしますね。実は，小言をいう際，あなたには悪意などまったくないわけですから，むしろ「指示」や「指導」といった表現をすることも考えてはみました。ですが，ここは正直になりましょう。アルコール乱用者にしてみれば，たとえ善意からのものであっても，あなたの言葉はたんなる小言でしかありません。

　たとえば，飲んで帰ってきた本人に対して，あなたは，お酒が二人の生活をどれほど台なしにしているのかをわからせようとしたとします。腹を立て心配しているあなたにはそれを伝える権利があります。ところが，本人はそれを一蹴して，さっさと寝てしまう。このパターンが何年もつづきます。すなわち，彼は夜遅く帰宅し，あなたは文句をいう。

　もしかするとあなたは，酔って遅く帰宅するという行為を強化して（報酬を与えて）しまっているのかもしれません。人間には，報いられない行為にはエネルギーを注がなくなるという性質があります。何度も同じ行為を繰り返すというこ

とは，きっとその状況から何か得るところがあるのに違いありません。

　専門家の立場からいえば，何度も注意をしても同じことを繰り返しているとしたら，その相手はあなたの説教などまったく意に介していないと理解するべきでしょう。むしろ，あなたが注目してくれることを楽しんでいるか，あなたを振り回すことに喜びを感じているのかもしれません。もちろん，説教するために遅くまで起きて待ちつづける，という選択をしているのはあなた自身です。しかし，あなたにそうさせているのは乱用者本人の行動なのです。これはある種の権力争いの様相を呈している可能性があります。

　そして，相手は相手で，あなたが起きて待ってくれていることを，ある種の屈折した愛情表現と受け取っているのかもしれません。考えてみてください。どれほどお酒を飲んでも，どれほど帰宅が遅くなっても，あなたは必ずいつも通りの様子で待ってくれている。それが本人に安心感を与えているのかもしれません。こうした一連の出来事からアルコール乱用者は次の一点だけを学びます。すなわち，飲酒が家庭の安らぎを奪うことはない，と。ちょうどそれは，無賃乗車の黙認みたいな感じです。

小言の代わりに

　「私は〜思う／感じる」という言葉を使うことで，本人を攻撃することなく，本人の行動によってあなたが傷ついていることを伝えてみましょう。しかし，まずはあなた自身が，「自分は相手に何を求めているのか」をよく考えてみてください。傷ついていることを知ってほしいだけですか？　そうだとしたら，その通り口にし，その後につづくけんかを存分に楽しめばよいのです。しかし，本人の行動を変えさせたいのであれば，その目的を念頭に置いて，本人の行動のどれがあなたを傷つけているのか，言葉を選んで伝えるようにしてください。

　たとえば，第5章で登場したジョンが，友人とお酒を飲んで夜遅く帰宅した際に，母親から小言をいわれていたことを思い出してみてください。母親が小言をいう目的は，ジョンが無事に，そして，家族との夕食に間に合うように帰宅してもらうことだったはずです。しかし実際には，母親が小言をいうたびに，ジョンはイライラしてひねくれた態度を取るばかりか，さらに飲酒すべく再び外出してしまっていました。これは明らかに，そろそろ別の方法を試す頃合いです。つまり，ジョンとやり合う前に，「私は〜思う／感じる」という言葉を母親が使ってみるのです。たとえば，「あなたが外でお酒を飲んでいると思うと，私はすごく悲しい」とか，「家族みんなで夕飯を食べるときにあなたがいないなんて，私はさみしい」などといった具合に，それだけを伝えるのです。その後，ジョンが酔いから

さめて，気分も悪くなくなったときを見計らって，できるだけ肯定的な言葉で，この先どんなふうになってほしいか，それを実現させるためなら自分が何をするつもりかを話します。「あなたが遅くまで帰宅しないと私は不安なの。でも，これからは起きて待っていることはしません。その時間を自分のために使うことにするわ。だからあなたが遅く帰宅して私が家にいなくても心配しないで。おばあちゃんに会いに行っているか，アラノン・ミーティングに行っていると思っていてちょうだい」

▶庇護する

大切な人を庇護する，かばってあげる，というのはよいことのようにも思えるかもしれませんが，そうとばかりともいえないのです。とりつくろいや小言と同じように，庇護にもプラスとマイナスの影響があります。あなたの庇護が，その人が自分自身を守る方法を学ぶ妨げになっている可能性があります。

二日酔いの夫のために，妻がいつも職場に欠勤の連絡をしているとしましょう。そうやって夫をかばうたび，妻は夫の飲酒をも支持していることになります。なぜなら，夫は結果に対する責任をとることなく飲酒することができるからです。最悪の気分のまま，重い身体をひきずって仕事に行く必要はないのです。上司に嘘をつくという居心地の悪い行為をする必要もありません。電話をかけるために早起きする必要すらありません。無断欠勤した後に職場に顔を出す際の，あのバツの悪さ，恥ずかしさも体験しないですみます。なにしろ，すべての責任は妻がかぶってくれるわけですから，自分は安心して好きなだけお酒を飲んでいればよいのです。酒飲みの夫にとって，こんなお得なことはありません。

科学的知見と臨床経験は，飲酒がもたらした負の結果に対して責任を負うことがなければ，好ましくない行動が変わることはない，ということを明らかにしています。確かに，これまでと同じ流れだと物事は日を追って悪くなるばかりです。改善したいのなら，アルコール乱用者を本当に助けたいのなら，庇護するのをやめなくてはいけません。

お酒を買っておくのは，家で安全に飲ませるためだ，という人は案外多いものです。「あの人が好きなお酒を買っておけば家で飲んでくれるから，自動車事故にあったり，飲酒運転をしたりしなくてすむ」といったいいわけをよく聞きます。その他にも，「二日酔いのとき，病欠の連絡をしてあげれば解雇されず，家庭が壊れずにすむ」といったものもあります。一見，非常に論理的に聞こえますが，実のところはどうなのでしょうか？

まず，はっきりさせておかねばならないことがあります。アルコール乱用者の

ためにお酒を買ってあげることは,飲酒を認めているという意思表示になっているということです。家で飲酒することを認めたなら,それはどこで飲んでもかまわない,という許可を与えたのと同じことです。もしも,帰宅して1,2時間ほど自宅でお酒を飲み,その後,本人がバーに行こうという気になったらどうするのでしょう? あなたの努力は見事に裏目に出てしまったことになります。アルコール乱用者を守っていると思っているかもしれませんが,あなたの行動は実際には火に油を注ぐことになっているのです。

庇護する代わりに

より建設的な「手助け」の方法とは,乱用者本人が楽しむことのできる,しかし飲酒しながらではできない,非飲酒活動のリストを作ること,そして,ふだん飲酒している時間にそれらの活動のいずれかに取り組ませることです。また,本人の好きなノンアルコール飲料や食べ物を買いだめしておき,お酒の代わりに提供するのもよいでしょう。

以下の質問に答え,自分が「庇護者」であるかどうか確認してみましょう。各項目を読み,過去6カ月のあいだに何回その行動をとったかを書いてみてください。たとえば,過去6カ月のあいだに3回お酒を買って帰ったことがあるなら,その行動の横に3と書きましょう。

▶庇護行為の回数

_____ 夜中に飲み屋まで迎えに行った
_____ 上司に電話をかけ,欠勤に関する「弁明」をした
_____ 飲み屋の主人に訴えられないように,たまっているつけを
　　　　　代わりに払った
_____ 家族の集まりに来なかったことを,他の家族にいいわけをした
_____ 友人たちとの集まりに来なかったことを,友人たちにいいわけをした
_____ 酔っぱらって無礼な態度をとったことについて,家族に
　　　　　いいわけをした
_____ 酔っぱらって無礼な態度をとったことについて,友人に
　　　　　いいわけをした
_____ 外に飲みに行かせないよう,お酒を買って帰った
_____ 特に調子が悪い時期,泥酔した姿を見せたくなかったので,他の家族
　　　　　と出かける計画を立てるのを断った

第7章 イネーブリングをやめる *Disable the Enabling*

_____ 友人たちに泥酔した姿を見られたくなかったので，一緒に出かける計画を立てるのを断った
_____ もっと飲酒量が多い人だっている，と話して聞かせた
_____ 留置場からの保釈の手続きをした
_____ 飲酒中に紛失したものを一緒に探してあげた
_____ 汚れた服を洗濯してあげた
_____ 酔っぱらっているときに看病してあげた
_____ アルコールによるけがの手当てをしてあげた
_____ 家族や子どもたちから問題を隠した
_____ 飲酒問題に触れないように，と家族を説得した
_____ 仕事に遅れることがないよう起こしてあげた
_____ 二日酔いに効く食事を作ってあげた
_____ 飲酒時の不適切な態度について，そこまでひどくはなかったといってあげた
_____ 罪悪感や後悔の念を抱いている本人をなぐさめた
_____ 行動の深刻さに関して，それほどひどくはなかった，という態度をとった
_____ 本人がお酒にお金を使いすぎた分，自分が節約した

　すべての回答を足したものがあなたの点数です。その点数がゼロ以外であったなら，あなたは身を引いて，アルコール乱用者自身に自立させなくてはなりません。点数がゼロでなかったということは，あなたは，アルコール乱用者の行動に対して，自分自身を罰しているということを意味します——これは得策ではありません。あなたが報いを受け，一方，本人はこれでよいのだと思う。これでよい**はずがありません**！

古きを捨てる

　さて，これまでのあなたの行動がいかに飲酒を後押しするものであったかがわかったところで，今度は，大切な人の飲酒をやめさせようとする努力が，なぜこれまで失敗しつづけたのかについて考えてみましょう。失敗についてくよくよ考えるのはよくありませんが，新しきを得るためにはまず古きを一掃しなくてはなりません。そのためには，これまで何年にもわたって飲酒をやめさせるためにとってきた方法について考えてみましょう。以下の例を見ながら，自分自身の記憶を

思い起こしてください。これまでに試したことのある手法にチェックをつけ，足りないものがあれば書き加えてください。

これまでに……
_____ 飲酒をやめてほしい，もしくは，減らしてほしいと頼んだことがある？
_____ お酒を隠したり捨てたりしたことがある？
_____ AA（AA.: Alcoholics Anonymous（アルコホリクス・アノニマス：米国に発祥し，いまや世界各地に広がっている，アルコール依存者のための自助グループ））やその他の断酒法について書かれたものを本人にわたしたことがある？
_____ 宗教関係の助言者に会うよう勧めたことがある？
_____ 一時的にアルコール乱用者から離れたことがある？
_____ お酒，小切手帳，お金を隠したことがある？
_____ 友人や雇用主に仲裁を頼んだことがある？
_____ 酔っぱらいがどんなものかをわからせるべく，自分が酔っぱらってみせたことがある？
_____ 離婚すると脅したことがある？
_____ 子どもを連れて出ていくと脅したことがある？
_____ 飲酒によって起こした失敗をごまかしてあげ，罪悪感を抱かせたことがある？
_____ 飲酒問題のせいで友人や家族を避け，罪悪感を抱かせたことがある？
_____ 飲酒について口論をしたことがある？
_____ お酒のせいで信頼と尊敬を失ったとアルコール乱用者に伝えたことがある？
_____ 公共の場であなたに恥をかかせたことについて本人を非難したことがある？
_____ 飲酒をやめさせるために110番して警察を呼んだことがある？
_____ お酒が隠されていないか，車や家のなかを調べたことがある？
_____ 飲酒のよい点と悪い点をアルコール乱用者に説明したことがある？
_____ 飲酒をやめてと嘆願したことがある？
_____ （ここに書かれていないが，あなたがいままでにやってみた方策を書いてください）

上記のいずれかを繰り返し行ってきたにもかかわらず，あなたの大切な人がまだ飲酒をつづけているようならば，その方策には効果がないといってまちがいないでしょう。それならば，これまでの方策を見直し，研究し，そして，捨ててしまいましょう。失敗したやり方を捨て，もっと効果的なものと置き換えるのです。失うものが何かありますか？　うまくいかなかったとしても，やる前以上に事態が悪化することはありませんし，それに，私たちの研究によると，この方法を試した人々のうち 75 パーセントは，満足のいく結果を得ています。あなたがそのなかのひとりにならないと考える根拠は何もないのではないでしょうか？

新しきを得る

　あなたがこれまでに使ってきたこれらの不十分な方法は，いまもっと力強く新しい方法に置き換えられようとしています。バツの悪さから友人を避けたり，アルコール乱用者を監視するために家にこもりきりになったりする，といった消極的な行動に代わって，第 6 章で掲げた楽しい活動が，ゆっくりと，しかし着実に取って代わるでしょう。この先の三つの章（第 8 章，9 章，10 章）で，イネーブリング行動をより効果的なものに置き換えるためのポイントをお教えします。

行動の概要

　アルコール乱用者とのやりとりを見直し，アルコール乱用者がお酒を飲みつづけることを許してしまう，イネーブリング行為となっているものを見つけましょう。とりつくろい，小言，庇護といった行為に注意してください。

要　約

- 大切な人が飲酒のせいで起こした失敗をとりつくろってあげても，同じ失敗を何度も何度も繰り返すだけである。自分の行動によってもたらされた結果を経験した方が，好ましい変化につながりやすい。
- 小言をいい，飲酒や薬物の負の影響について説くことに時間を割くより，冷静にあなたの感情を伝えることにとどめ，それ以上は相手に関心を持たないようにする。
- ときとして，相手を守ろうとする行為がかえって相手を傷つけてしまうことがある。大切な人を守ろうとする努力が建設的なものであるよ

う心がけること。たとえば，飲酒運転をさせないために家にお酒を置いておく，といった有害な行為をするのではなく，楽しい非飲酒活動に取り組ませる工夫をする。

━━━◆━━━

キャシーとジム：報いを受けさせる

　イネーブリングという概念を初めて知ったとき，キャシーは驚愕しました。「何年ものあいだ，台なしにしてきたのは私自身だったというの？」と彼女は泣きました。「私はただ助けようとしていただけで，お酒を飲みやすくしてあげたかったわけじゃないわ！」

　しかし，キャシーはすぐに落ち着きを取り戻し，彼女は何も「悪い」ことをしてきたわけではないのを理解しました。結果は願いどおりのものではなかったものの，彼女はただ自分が正しいと感じたことをしていただけです。しかし，それからの彼女は，効果的かつ生産的な変化を生む行動に専念すべく，まずジムの飲酒に対して，これまで自分が行ってきた対応を見直し，変えるべきイネーブリング行為を同定しました。

　変えたいと思った行為はたくさんありましたが，彼女が最も重要と感じたのは，ジムのせいで子どもたちが悲しむのを避けようとして，つい彼女がやってしまう癖でした。これまで彼女は，帰宅したジムが「例の」機嫌だとわかると，すぐさま子どもたちを外に遊びに行かせたり，あるいは，子ども部屋ですごすように命じて，よろめいたり，ろれつが回らなかったりしている父親の姿を見せないようにしてきました。キャシーは，ジムにとって子どもたちから尊敬されることがいかに重要かを知っていました。それで，子どもたちの前でジムが醜態をさらすことがないように，最善の注意を払ってきたのです。

　次にジムが千鳥足で帰宅したとき，キャシーはもはや子どもたちをリビングから追い出すことをしませんでした。子どもたちは，よたよたと家に入って来て，コート掛けに上着を引っ掛けることもできない父親の姿を目の当たりにしました。ジムは子どもたちに優しく話しかけようとしましたが，言葉は不明瞭で，子どもたちが自分を避けていると感じたようでした。確かに子どもたちは怯えていました。「今日は学校で何があったのかい？」と，ジムはもう一度子どもたちに尋ねてみましたが，末の娘は泣きはじめ，キャシーのスカートの後ろに回り込み，顔を

隠してしまいました。ジムはその場に立ち尽くしていました。そして,「クソッ」といい,寝室に入って行きました。ジムがシャワーを浴びて布団に入るのが聞こえました。

　その晩,何かが変わったのです。

第8章
問題解決
Problem Solving

リチャードとルイーズ

　仕事から帰宅したルイーズが毎日晩酌をするようになったのは，リチャードとルイーズが結婚して7年目のことでした。「リラックスするため」とルイーズはいいました。当初のうち，リチャードはそのことをあまり気にしていませんでしたが，ときとともにルイーズの飲酒量は一晩1杯から2杯，3杯と増えていき，最終的には夕食もとらずに一晩中飲み続けては，そのままリクライニングチェアで寝てしまう，というのがルイーズの習慣になってしまいました。

　リチャードは，自分が知っているかぎりの知識を総動員して，彼女の飲酒をやめさせようとしました。説教をし，ルイーズに罪悪感と無能感を抱かせました。嘆願し，家族の一員としての役割について訴えたこともありました。激怒し，家を出て行くといったり，家から追い出すぞといったりして脅したりもしました。しかし，いずれの方法も成功しませんでした。

　ようやくリチャードは，この古い問題を新しい角度から見なくてはならないことに気づきました。

古い問題に対する新しい見方

　変化の道を旅するなかで，あなたは，過去に何度となく不首尾に終わった方法を捨て，今度は新しい方法で同じ事態に対処しなければならない，という状況に直面します。そんなあなたに対して，私たちは成功が約束された問題解決の戦略を提案したいと思います。その戦略とは，実はあなた自身が作り上げるものです。以下に示すステップにしたがえば，成功する可能性のある解決策をいくつも作り出せるだけでなく，そのなかから最善の策を引き出すことができるようになるでしょう。

▶ステップ1：問題を定義する

　問題解決の鍵となるのは，まずは，問題の詳細を十分に吟味することです。変えなくてはならないものを具体的かつ徹底的に描写すればするほど，変えることはますますたやすくなります。たとえばリチャードの場合，「酒ばっかり飲んで二人の時間を台なしにする」などと，大まかにしかルイーズのことを描写できなかった時期には，状況を変える方法を見つけることはできませんでした。彼は何度も説得を試み，怒鳴りつけ，泣き叫び，あるいは問題を無視しようとしましたが，どういうわけかいつも，自分がまるで見当違いのことをしていると感じていました。しかし，腰を落ち着けて，ルイーズに「酒ばかり飲ませる」状況と行動がいったい何なのかよく考えてみることで，その混乱状態をより小さく，扱いやすいサイズの問題に分解することができました。その結果，お酒をたくさん飲むことで緊張に満ちた職場のストレスに対処する，というルイーズの行動パターンが問題であると気づくことができたのです。このように具体的な問題に注目できるようになったおかげで，ルイーズのストレスへの対処方法から着手すればよいということがわかりました。そこでまずは，仕事によるストレスを減らすための，お酒なしでリラックスできる新しい方法を考える，という課題を決定したわけです。

▶ステップ2：アイデアを出す

　新しいアイデアを考え出すには，自分の内部にある「編集機能」をいったんオフにするのがよいでしょう。いいかえれば，思いつくかぎりの解決策をリストアップするのです——理にかなっていなくても，現実的でなくても，まったく馬鹿げていようとも。以下は，リチャードが作った，お酒なしでもルイーズがリラックスできる可能性のある方法のリストです。私たちが「編集機能」と呼ぶ内なる

第8章 問題解決 *Problem Solving*

```
ルイーズにリラックスさせるためのリチャードのアイデアリスト

• リラックスする          • 1杯しか飲ませな        • 自分勝手だとい        • 罪悪感を抱かせ
  ようにいう                い                      う                      る
• お茶をすすめる          • 夕食を作ってあ          • 大変だったのは        • リラックスする
• 子どもをよそに            げる                    皆同じだという          ための音楽をか
  預ける                  • 風呂のお湯を入          • 休暇の計画を立          ける
• 肩を揉んであげ            れてあげる              てる                    • 情熱的なセック
  る                      • マッサージをし          • 頭を洗ってあげ          スをする
• 好きな映画を借            てあげる                る                      • 穏やかな音楽を
  りてくる                • 歌ってあげる            • かんしゃくを起          かける
                          • 一緒に踊る              こす                    • 公園を散歩する
                                                                          • アイスクリーム
                                                                            を食べさせる
```

声——「ばかばかしい」とか「そんなのうまくいくわけがない」などという声——を，リチャードは止めることができたようです。リチャードは，思いつくかぎりをリストにした後，ステップ3へと進みました。

▶ステップ3：解決策を査定し，選択する

　内なる「編集機能」に邪魔をされずに，できるだけたくさんのアイデアをあげることができたなら，次にアイデアの選別をしましょう。明らかに非現実的なものがあればすぐに削除してください。それから残りのものを見直して，それらが成功する確率はどれくらいか，実行しやすさはどれくらいかを評価します。いずれにしても，その解決策は飲酒を上回る魅力があり，アルコール乱用者本人が有意義だと感じるものでなくてはなりません。また，自分の好みのアイデアだけを選んで，他のものをないがしろにしてしまわないように注意しましょう。好みのものがうまくいかなかった場合に備え，予備の案をプールしておく必要があるからです。すべてを格付けし，最も成功しそうで，しかも，簡単そうだと思うものに丸をつけてください。その丸をつけたものが問題に対する解決策としての第一候補です。こうしてあなたの計画案ができあがります。

　リチャードがこのステップ3で出した案を見てみましょう。幸いにも，子どもをよそに預けるという選択肢は選ばなかったようです。また，現実的でないと判断した案は消去しました。これを見ると，肩を揉んであげることと，彼女がお風呂に入っているあいだに夕食を作ってあげることが，上位二つとなったようです。

115

リチャードの査定・選択

却下	可能性あり	成功の確率は？	容易さは？
リラックスするようにいう	夕食を作ってあげる	高い	とても簡単
子どもをよそに預ける	風呂のお湯を入れてあげる	高い	まあまあ
かんしゃくを起こす	マッサージをしてあげる	高い	まあまあ
罪悪感を抱かせる	歌ってあげる	だめ！	とても簡単
大変なのは誰だって同じだという	お茶をすすめる	まあまあ	とても簡単
自分勝手だという	好きな映画を借りてくる	まあまあ	やりにくい
情熱的なセックスをする	肩を揉んであげる	高い	とても簡単
公園を散歩する	休暇の計画を立てる	まあまあ	まあまあ
1杯しか飲ませない	頭を洗ってあげる	不明！	やりにくい
リラックスするための音楽をかける	穏やかな音楽をかける	まあまあ	とても簡単
一緒に踊る	アイスクリームを食べさせる	まあまあ	とても簡単

▶ステップ4：実行と記録

　行動計画ができあがったら，実行しましょう。ただし，いままでずっと何度も何度も試しつづけてきたやり方ではだめです。今回は，科学者のようにやってみるのです。つまり，計画を実行し，その結果を記録するという方法です。問題が生じたらすぐにメモをとり，次回，計画を改訂する際に役立つようにしておきます。そのようにしておけば，その方法がどれくらいうまくいったか，失敗したのであればどこを調整すればよいのかがはっきりとわかるはずです。ほんの少し修正を加えるだけでうまくいく場合もあります。しかし，そうでない場合には，ステップ3に戻って別の解決策を選ぶことになります。

　ステップ3の最後で，リチャードは，次回ルイーズが悪い機嫌で帰宅したときのための計画を書きました。以下に示すのは，初めてリチャードが計画を実行したときの様子をメモしたものです。

第8章 問題解決 *Problem Solving*

計画——ルイーズがボスの文句をいいながら帰宅したら、肩を揉んであげ、自分と子どもたちがどれほど彼女に感謝しているかを伝える。それから、夕食の準備をしているあいだにお風呂に入ってきたらと勧める。

10月5日——不機嫌で帰宅した彼女の肩を揉んであげ、優しい言葉をかけた。でも、二人ですごしたかったので、一緒に夕食を作ろうと提案した。最初はうまくいっていたけれど、子どもたちが罵り合いをはじめたらルイーズの機嫌は一気に悪くなった。結局、彼女は酔っぱらい、僕が子どもたちを寝かしつける頃には、ソファでつぶれてしまっていた。

計画改訂——計画に忠実に、もう一度やってみる！

10月11日——またルイーズが不機嫌になって帰宅した。今回は肩揉みと優しい言葉、そして、ルイーズがお風呂に入っているあいだに夕食を作ってあげるという計画を忠実に実行した。ルイーズはその提案が気に入り、うれしそうにお風呂に行った。夕食の準備が半分ほど終わったところで、子どもたちが風呂場のドアをノックして、ママはいつハロウィンの衣装を作ってくれるの、と尋ねるのが聞こえてきた。入浴を切り上げて階下に降りてきたルイーズは明らかにいらだっていた。夕食のあいだに1杯だけ飲めば落ち着くから、と彼女は主張し……、結局いつも通りの結果になった。

計画再改訂——子どもたちが邪魔をしないように、静かにさせる。

10月15日——また同じ状況。今回はすべて計画通りに行い、子どもたちも台所で一緒にいさせた。ゆっくりお湯に浸かった後、夕食を食べに降りてきたルイーズは笑顔だった。夕食中、一緒に1杯飲もうと提案されたが、一緒にこうして過ごせることがどれほどうれしいかを伝えると、その話題をやめてくれた。成功！

▶ステップ5：評価，改善，もしくは別のアイデアを試す

　このステップは、大抵の場合、ステップ4とセットで行います。計画を実行して記録をつけると、どうすれば改善できるかがわかります。リチャードのメモを見ると、流れを描写し、計画をより効果的なものとするために、その都度、計画を調整していることがわかります。

　絶対に忘れないでいてほしいことがあります。あなたが求めているのは、あなたとアルコール乱用者の生き方を変えることです。当然のことながら、それらは刻々と変化するものでなくてはなりません。ひとたび、人や状況への反応の方法を決めたからといって、永遠にそのままでよいはずはありません。人は日々変化していきます。したがって、その変化とともに計画や方法も変えなくてはならな

いのです。1回でうまくいかなくても，15回やってもうまくいかなくても，どうかくじけないでください。とにかく記録と調整をつづけてください。必ずよい方向に進みます。

行動の概要

過去にうまくいかなかったことは，いまもうまくいかないものです。問題がまだ解決されていないのであれば，新しい角度から見直してみることです。

要　　約

- 問題を定義する。
- 解決策の案を列挙してみる──内なる「編集機能」は停止させる。
- 解決策を査定し，ひとつ選択する。
- 実行し，記録する。
- 評価し，計画を改善するか，別の計画案を試す。

── ● ── ● ── ● ──

キャシーとジム：新しい道を見つける

キャシーは，ジムの飲酒行動に対する反応を少しずつ変えていきましたが，それに伴って，自分たちの未来について自信が持てるようになってきました。もちろん，ジムはいまだに，二人の関係性に悪影響を与えるような飲酒をつづけていました。しかしそれでも，家にいるときのジムは，以前とは比べものにならないほど上機嫌であり，身体的な暴力はもう何カ月も見られなくなっていました。ただ，キャシー自身は，永遠にこの状態のままでよいと喜んで受け入れるほどの気持ちにはなっておらず，やるべきことはまだたくさんありました。とりわけキャシーは，ジムにもっと子どもたちと一緒にすごしてほしいと思っていました。しかし，キャシーの提案に同意して，次の金曜に子どもたちをボーリングに連れて行くという約束をしても，仕事が終わって帰宅すると，ジムは必ずビールを何杯か飲んでしまい，結局，計画は台なしになってしまうのでした。実のところ，子どもたちを乗せるときに飲酒運転をさせるわけにはいかないので，キャシーの方

から，毎回，その計画の中止をお願いする羽目になってしまっていたのです。

　優しい提案も，怒りの叱責も，巧妙な甘言も決して成果を挙げることはない。キャシーはそう判断しました。そして，問題を新たな角度から見直すことに決めました。まずキャシーは，問題の中核を突き止めることにしました（つまり，明確に定義するということです）。ジムが子どもたちを愛しており，子どもたちともっとよい関係を築きたいと思っていることはわかっていました。父子の外出が中止になるいつものパターンを分析すると，キャシーには，「実際のところ何が問題なのか」が見えてきました。キャシーはいつもその件を週の途中に持ち出し，子どもたちと一緒の時間をすごしたいと思っているジムは，週末——つまり，金曜日に出かける計画を立てるわけです。ここで問題なのは，一日の仕事を終えて帰宅する頃には，ジムはとても疲れて怒りっぽくなっている，ということです。一方，子どもたちは早くお父さんとボーリングに行きたくて興奮しています。その結果，疲れて怒りっぽい父親と，やんちゃで騒々しい子どもたちという組み合わせが出来上がるわけです——これではうまくいくはずがありません。

　そこでキャシーは，可能性のある解決策のリストを作りました。そのひとつは，ジムが帰宅したときにとるべき態度を工夫し，彼が帰宅したらビールを飲む暇がないように，子どもたちがすぐに出発できるように練習をしておくことでした。この名案に対して，キャシーはちょっとおどけて「ワン・ツー・パンチ」法という名前をつけました。そしてキャシーは再びジムに，子どもたちをボーリングに連れて行くことを提案ました。すると，ジムは次の金曜に行くと答えましたが，すかさずキャシーは，「長い1週間の最後は子どもたちを実家に預けて二人で外食をしましょう」と提案しました（ワンパンチ）。それから，土曜日にゆっくり寝てしばらく家でごろごろしてからボーリングに行く方が，子どもたちだけでなくジムにとってもよいのではないか，といいました（ツーパンチ）。それは名案だと思ったジムは，素直にその計画に同意しました。

　週末，ジムとキャシーは二人きりの外食を楽しみました。その食事の際，ビールを注文しようとしたジムは，キャシーの悲しそうな顔を見てそれを思いとどまりました。そして，土曜日の午後，ジムと子どもたちはボーリングを楽しみ，キャシーは家で静かに午後のひとときをすごすことができたのでした。

第9章
 # コミュニケーション

 Communication

ハロルドとディーアン

ディーアンは，クリニックにかけてきた電話で，「話題がフットボールの点数以外の個人的な事柄になってしまうと，必ず大げんかになってしまうんです」と語った。「まるでわざと私を怒らせようとしているんじゃないかって勘ぐってしまうほどです。何かをやってほしいとか，やめてほしいとか，すごく丁重にお願いしているのに，いきなり怒鳴り出しては，お酒を飲む口実にするんです。彼がお酒を飲むのを私がどれくらい嫌っているかわかっているくせに！」

人間関係の中心となるのはいつもコミュニケーションです。お互いが何を必要としていて，何がほしくて，何を好んでいるのかを伝えることができなくなってしまったならば，その関係はもはや破綻寸前の危険な状態にあるといえます。

コミュニケーションをとる

　否定的な意見を肯定的にいいかえる方法について第5章でお話しした際，コミュニケーションについても少しだけ触れました。たとえば，「あなたがお酒を飲むのが嫌い」という代わりに，「お酒を飲んでいないあなたといるのが大好き」というのは肯定的なコミュニケーションです。どちらも同じこと（しらふ）を求めていますが，一方は好戦的な言葉を使っており，もう一方は愛情ある言葉を使っています。

　飲酒が関連しているかどうかにかかわらず，人間関係がむずかしい局面を迎えると，コミュニケーションには次の四つの変化が生じると考えられます。(1) 肯定的で（Positive），(2)「私は／僕は」("I") ではじまり，(3) 相手に対する理解が伝わる（Understanding），(4) 状況に対する責任を共有（Share）しようという意欲が見える言葉が失われてしまうのです。これを，「PIUS でないコミュニケーション」と呼びます。コミュニケーションにおいて葛藤が増えれば増えるほど，会話からは肯定的な要素が失われていき，ほぼ例外なく否定的になってしまいます。そのような関係にある人は，意見をいうときに「私は／僕は」という代わりに「あなたが」という主語を用い，また，相手の気持ちに対する理解を示そうとしなくなります。最終的には，互いの人生に対する責任を共有するのをやめてしまい，責任の押しつけ合いにまで発展してしまいます。

　「PIUS な言葉」とはもっとソフトなものです。聞き手は攻撃されていると感じないですし，したがって，反撃に出ることも少なくなります。これまでよりも優しさを感じさせるコミュニケーション方法を習得するのは必ずしもむずかしいことではありませんが，練習は必要です。ことに，これまでずっとお互いを攻撃しあってきた人同士の場合，傷つけ，傷つけられてきた歴史のせいで，コミュニケーションのあり方を変える作業は，川の流れに逆らって泳ぐような抵抗感を覚えるかもしれません。要するに，不可能ではないけれど，気持ちを集中させなくてはできない作業なのです。とはいえ，実際にコミュニケーションの方法を改善する努力をしてみると，アルコール乱用者があなたに否定的な反応をする原因が減っていることに気づくはずです。

▶肯定的な言葉

　肯定的な言葉を使うことについてはすでにお話ししたので，ここで繰り返すことはしません。しかし，否定的な言葉を肯定的な言葉にいいかえる例を見ることは，きっとあなたの役に立つはずです。次のリストを読んで，最近あなたが大切

第9章 コミュニケーション *Communication*

否定的	肯定的
1. 君のせいでいつも夜が台なしになる	1. お酒を飲んでいない君といるのがとても好きだ
2. あなたのせいで小切手口座の管理なんてできやしない	2. 小切手を使ったら台帳に記入してくれると助かるわ
3. あなたとあなたの友だちが家のなかをめちゃくちゃにしたのよ	3. あなたの友だちが私たちの家を気に入ってくれてうれしいわ。お客さんが来たときのためにきれいにするのを手伝ってくれる？
4. いつも恥をかかせやがって	4. 今日はジュースにしておいてくれるとうれしいな
5. お酒を飲んでいるならセックスはしない	5. しらふの君となら愛を交わしたい
6. あなたが嘘をつくのに耐えられないわ	6. あなたを信じたいけれど，その話にはおかしいところがあるわ
7. 私が話していてもいつも聞いてくれないのね	7. この話にはあなたが気にさわる部分もあるのはわかるけど，なんとか一緒に解決してくれないかしら
8. あなたって最低。私の財布から勝手にお金をとるなんて。殺してやる！	8. あなたが私からお金をとらなくちゃならないなんて悲しい。別の場所にお金を隠しておかなくちゃいけないのかしら
9. 二度とあんなふうに子どもたちを怒鳴るなよ，弱い者いじめじゃないか	9. 子どもの相手が大変なのはわかるけど，冷静に話をすることで親としてよい手本を示そうよ
10. あんたみたいな自分勝手な奴には耐えられない。私の両親の結婚記念日をすっぽかしたのだってどうせわざとでしょう	10. きちんと伝わってなかったのかもしれないけれど，私の両親の13回目の結婚記念祝いは今日だったの。あなたにも一緒にいて欲しかったわ
11. ぐずぐずせずにさっさと仕事を見つけたらどうなの。もう半年も無職じゃない。自尊心ってものがないのかしら	11. 仕事がないのはつらいでしょうね。私になにかできることがある？

な人にかけた言葉を思い出してみてください。

▶「私は／僕は」からはじまる言葉

けんかをはじめるのに最も簡単な方法は，相手に攻撃されていると感じさせることです。そして，そう感じさせるのに最も簡単な方法は，「あなたが」という言葉で話しはじめることです。この言葉を聞くと，ほとんどの人はすぐさま攻撃態勢に入るものですが，これにはちゃんとした理由があります。文章の初めにある「あなたが」という言葉は，聞き手に，これからあなたが話の中心になるという信号を送っているのです。二人の関係がいつも葛藤に満ちた状態にあれば，なおさ

123

らです。アルコール乱用者がこの言葉を攻撃の合図と解釈するのは，むしろ自然なことだといえるでしょう。したがって，相手は攻撃か逃避に備えます。そこから口論になるのはあっという間です。

　問題や感情についてアルコール乱用者と話をする際には，相手の悪いところをいうのではなく，あなたがどう感じ，あなたが何を欲しているのかを伝えるようにしましょう。以下を見るとよりわかりやすいでしょう。

「私は／僕は」からはじまる言葉の例

とげのある言葉	とげのない言葉
1. 電話もせずに夕食をすっぽかすなんて身勝手な人ね	1. 電話連絡なく夕食までに帰って来てくれないと悲しいわ
2. 飲酒しているときの君はいつ事故を起こしてもおかしくない状態だ	2. 君があまりお酒を飲むと心配になるよ
3. 今夜は飲むなよ	3. 今晩は飲まずにいてくれるととてもうれしい
4. だらしのない人ね	4. 家をきれいにしておくことは私にとって大切なことなの。あなたのものを片付けてくれるかしら？

▶理解を示す言葉

　コミュニケーションというパズルには，話し合うべき問題とは別に，二人の関係をよくするためのピースがもうひとつあります。話し合いのなかに「理解を示す言葉」を入れてみてください。要するに，あなたが相手を理解しており，相手の気持ちを大切に思っていることを相手に伝えるのです。たとえば，アルコール乱用者に仕事を探しに行ってほしいとあなたが思っているとします。ここまでで学んだテクニックをすべて使った場合，あなたはこういうでしょう。「私はいま家計のことがすごく不安なの。今日，仕事の応募書類をいくつか出してもらえると安心するんだけれど」。これは悪くない切り出しです。しかし，ここにさらに理解を示す言葉をつけ加えてみましょう。この状況が相手にとってもつらいということを認識していると伝えると，さらによいと思います。つまり，こうです。「この厳しい雇用状況のなかで仕事を探すのが，どれほどむずかしいことかわかるわ。でも私は……」

　あなたが相手の気持ちに対する理解を示すことで，相手は自己防衛の必要性を感じることなく，あなたの言葉に耳を傾けやすくなるはずです。

▶責任の共有

あなたの行動がアルコール乱用者の行動とどれほど絡み合っているかを明らかにするために，この本のなかでも多くの紙幅を費やしてきました。あなたは問題の原因ではありませんが，そこにあなたは密接に関係していて，実際に影響を与えています。ということは，うまくいっていないことに対する責任を共有するのは当然でしょう（すべてに対してではなく，そうすることが適切な場合は，という意味です）。

むずかしいことだと理解したうえでアルコール乱用者に変化を求めるのなら，あなた自身もその一端を担っていることを本人にもわかってもらいましょう。しかし，アルコール乱用者の行動のせいでうまくいかなかったことすべてに対して責任をとる必要はありません。ただ，どんな状況であれ，あなたもその一部であることを認識するのです。以下の例を見てみましょう。

- 「子どもたちが騒がしいとイライラするのはわかるわ。子どもたちを部屋で遊ばせておくから，求人情報に集中してね」
- 「私たちがけんかばかりなのは私にも責任があるわ。もっと理解するようにするから，私のいい分にも耳を傾けてほしいの」
- 「あなたがお酒を飲んでいると，口を出す必要がないときでもおおげさに反応してしまうの。私たちの不仲を改善するために協力し合いましょうよ」

自分も状況の一端を担っていることを理解していると本人に伝え，感情的な事態を打破するのに最も簡単な方法は，「私にできることはない？ 腹を立てているようだけど」という言葉を話の合間にはさむことです。

PIUS コミュニケーション

では，ディーアンがハロルドに対するコミュニケーション方法を和らげたその方法を見てみましょう。実践課題17と18で彼女の起こした変化を学びます。例を読む際には，あなたならPIUSをどう生活に取り入れるかを考えてみてください。それから，自分のノートに二つの実践課題をやってみましょう。

実践課題 17 ── 過去のけんか

相手に何かを伝えようとするあなたとあなたの大切な人とのあいだで生じた，過去3回のけんかを思い出してみましょう。それぞれについてできるだけ詳細に書き出してください。

けんか＃1

友人と一緒に夕食をとりにハロルドと向かっている途中，「いつもお酒を飲んでは酔っぱらって私に恥をかかせるんだから，今夜は飲まないでちょうだいね」と頼んだ。ハロルドは，「いつもいつも酔っぱらってるわけじゃないし，それほど恥ずかしいならなぜ一緒に来るんだ」といった。私は何かを怒鳴り返し……内容は覚えていないけれど……，Ｕターンして家に帰った。

けんか＃2

金曜の夜，会議が長引いて帰宅が遅くなった。夜の7時頃に家に到着すると，ハロルドはソファで寝そべり，床のクーラーボックスに入っている12缶入りビールケースのうち，すでに5缶は空になっていた。私よりほんの1時間程度早く帰宅したのはわかっているので，その5缶はおそらくあっという間に飲んだのだろう。それで私は，これから夕飯を作ったり，スーパーでの買い物リストを作ったりするのを手伝ってくれはしないだろうと思った。「また酔っぱらってるの？」と私はいった。「うるさい」とハロルドは答えた。その晩も話をすることはなかった。

けんか＃3

二人で映画を観に行って楽しい夜をすごした後，いまこそハロルドに断酒を勧めるよい機会なのではないかと考えた。そこで，褒め言葉のつもりで，「お酒を飲んでいないあなたのほうがよほどよい人ね」といった。するとハロルドは逆の意味に受けとったらしく，「またはじまった，また俺を責めるのか，酒のことで文句をいってばかりだな」と突然怒りはじめた。私はそれに反応し，あなたがこれほどの酒飲みじゃなければ文句をいう必要もないのよ，といい，その瞬間から最悪の夜となった。

次の実践課題では，実践課題17で書き出した三つのけんかのうちひとつを選び，PIUSコミュニケーションの計画を立ててみましょう。

実践課題18 ── PIUS の計画

実践課題17からけんかをひとつ選び，肯定的で（Positive），「私は／僕は」("I")からはじまる，アルコール乱用者の苦闘や考え方に対する理解を示し（Understanding），責任を共有する（Share）言葉で書き変えてみてください。

> ハロルドがお酒を飲まず，よい時間をすごせているときは，飲酒については触れないことにする。そのような日に話すとしたら，ハロルドがしらふであることに焦点を当てるようにして，しらふでないときと比べたりしない。また，彼がしらふでいてくれることが私にとってどれほどうれしいことか，そして，それが彼にとっては簡単なことではないとわかっていることを伝えなくてはいけない。最後に，私自身もこの状況の一端を担っており，責任を彼と共有していることを伝える。まとめると，こういうふうに話す。「こんなに素敵な夜をどうもありがとう。こんなふうなあなた（しらふの，という意味なのは彼にもわかっているので言葉にする必要はない）と一緒にいるのがとても好きだし，それがあなたにとって簡単なことじゃないってわかっているだけに，よけいに特別に感じるの。私があなたのためにしてあげられることが何かある？」

PIUSコミュニケーションを計画したディーアンは，頭のなかで何度も練習し，しかるべきときのために備えました。さあ，次はあなたの番です。

行動の概要

大切な人に対するあなたの話し方は，相手に対するあなたの気持ちを反映しているだけでなく，あなたに対する相手の反応をも決定づけます。本章で説明したPIUSコミュニケーションを使いこなす練習をしましょう。必要ならば，宿題をやってみてください。その宿題とは，過去，あなたが大切な人に向けていった否定的な言葉を書き出し，PIUSの形式に書き直す練習をすることです。大切な人にあなたがどうしてほしいと思っているか，相手がそれをしてくれたら自分がどう反応するかといったことを伝える際には，必ずその形式を用いるとよいでしょう。要求や計画をより明確に，より「PIUS」を用いて伝えることができれば，相手も協力しやすくなります。

要　約

- 肯定的な言葉によるコミュニケーションを練習する。
- 一人称（「私は／僕は」）の視点から話す。
- 相手の立場を理解していることをはっきりと示す。
- いま話している状況に対する責任を共有する意志があることを伝える。

キャシーとジム：新しいスタイルの確立

「乱暴な言葉が自分や子どもたちに向けられるのは，金輪際もうごめんだわ」。そのことをどうにかしてジムにわからせなくてはならない，とキャシーは考えました。問題は，そのことをジムに伝えようとすると，キャシーがやめさせようとしているまさにその乱暴な言葉を使って，ジムが反論してくることでした。しかし今回，キャシーは別のやり方を計画しました。その状況が起こってからジムに注意を促すのではなく，口論になってもジムが悪態をつかない状況になるのを待ったのです。そして，彼女はこういいました。「ジム，あなたが腹を立てているのはわかるし，私だって，このことについて話し合わなくてはならないと思うわ。でもね，まずは，口論になってもお互いに罵り合っていないことがすごくうれしいってことを，あなたに伝えておきたいの。本当にありがとう」。ジムはこれに驚いたようでした。彼は自分が怒っていた理由すら忘れかけたほどでした。その後，キャシーとジムは冷静に目の前の課題について話し合うことができ，悪意に満ちた口論をしないですみました。

第10章
行動原理

Behavior Basics

ラドンナとキース

ラドンナは，この1年のあいだにキースの飲酒問題が大幅に悪化していることに気づいていましたが，自分の両親に対しては彼をかばい，「大げさにいわないで」と話してきました。しかしその裏では，キースに対して「お酒を減らして」と懇願し，断酒してくれるよう頼み，最近の二人は毎日のように怒鳴り合いのけんかをしていました。正しいのは自分で，まちがっているのはキースである，ということは確かでしたが，その一方で，ラドンナは自分の要求が聞き入れられないこともわかっていました。二人とも変わらなくては，と考えたラドンナは，まずは，飲酒問題を抱えていない自分から先に変わることを決意しました。

　本章はあなたの「工具箱」だと思ってください。これまでにお教えしてきたのは，変える必要のある行動に焦点を当てる方法や，それらを実際に変えようとする際に用いる方法でした。それらすべてをつなぎ合わせて実現させるのが本章なのです。ここで出てくる手法のなかには，すでに前章までの例であげたものもあります。それ以外にもあなたがすでに知っていたり，実行したりしている手法が

出てくるでしょう。既知のものがたくさんあればそれに越したことはありません。その方がより実行しやすいからです。また，初めて知るものがあっても問題ありません。これから学べばよいのです。

報酬，お仕置き，冷めた対応

　心理学者や賢明なおばあちゃんなら知っていることですが，行動を変えるための鍵は，報酬，お仕置き，そして冷めた対応にあります。心理学者の言葉でいうなら，「強化」，お仕置きは「罰」，そして冷めた対応は好ましくない行動を「無視」することを指します（心理学用語では「消去」といいます）。

▶ 報　酬

　「ハエとりには酢よりハチミツの方が効果的だ」ということわざが，この報酬というもののすべてを表しています。誰かに何かをしてほしいなら，その行動に対するご褒美，すなわち報酬を与えるのです。いいかえれば，本人をよい気分にさせてあげるわけです。適切な行動に対する報酬が強力なものであればあるほど，そしてその報酬がもらえる頻度が多ければ多いほど，その行動を繰り返す確率は高くなります。

　たとえば，母親が息子のサミーに部屋を片づけさせようと毎日必死になっているとしましょう。次第に大きくなるごみの山の前で何カ月ものあいだガミガミいいつづけた母親は，あるとき賄賂を与えることを思いつきました。サミーが洗濯ものをかごに入れ，ベッドを整え，おもちゃを箱に片づけることができたら，一日に25セントあげることにしました。そして，週末には稼いだお金を使うためにおもちゃ屋さんに連れて行ってあげるとも約束しました。おもちゃが大好きなサミーはなんてすばらしい案だろうと思い，きちんと片づけるようになりました。

　母親は報酬を使うことによってサミーを自分の考えに引き入れたわけです。彼女は賄賂と呼んでいましたが，実はこれこそが報酬なのです。子どもとは遊ぶもので，おもちゃは子どものニーズを大きく満たしてくれるものです。つまり，おもちゃに対する欲求を満たすことでサミーの行動に報酬を与えたわけです。この状況において報酬を用いることの利点は明らかです。母親がサミーに小言をいうのをやめたことにより，二人の関係は改善され，サミーは母親がうるさくいうのをやめておもちゃをくれるので，自分から進んで行動を変えました。そして母親は，息子の部屋の床がきれいに片づいていることで満足を得ることができたのです。

　母親がサミーのために選んだ，この報酬には，もうひとつ注目すべき点があり

ます。母親が選んだのはサミーにとって価値のあるもので、彼女自身のためのものではなかったということです。報酬は、それを受けとる人がほしいと望むものである場合にかぎって、報酬たり得るのです。母親が報酬として自分の大好物の野菜を選んでも、それがサミーにとっても大好物でないかぎり、報酬としての効果はありません。

本人にしてほしいと思っていることを、本人が喜んでするように変化させるという、この報酬の原理を、あなたはアルコール乱用者に適用することができます。もしかすると怒鳴ることでも本人を変えることはできるかもしれませんが、同じ変わるのならば、どちらのやり方の方が気分がよいでしょうか？――怒鳴ることでしょうか、それとも変わることでうれしい気分にさせる方法でしょうか？　ここで思い出してほしいのは、あなたの最終的な目標です。それは、アルコール乱用者を変えることで、あなたたち二人がこれまでよりも幸せな関係を手に入れることだったのではありませんか？

報酬が強力であればあるほど、あなたの大切な人は報酬につながるその行動を繰り返すようになるはずです。これはアルコールの作用と同じでもあります。お酒を飲めば問題を忘れ、ロマンチックな気分になり、不安が減り、落ち込みを和らげることができるわけです――つまり、お酒のおかげで、実際によい気分になっているのです。しかし残念なことに、お酒は目の前の問題を一時的に覆い隠してはくれますが、後々問題をさらに増やしてしまいます。しかし、「いますぐに」満足感を得たいという切迫した思いが、長期的な影響まで考慮する冷静さを妨げ、後で報いを受けるはめになるわけです。強力かつ肯定的な報酬は、これと同様の作用を持たなければなりません。

第2章の最後、キャシーがジムにまっすぐ帰宅させた方法が報酬の使い方のよい例です。チャールズと一緒にお酒を飲んで帰ってきたときに、「ひどい」といってカンカンに怒る代わりに、まっすぐ帰宅したときに報酬を与えたのです――そう、その報酬とは、彼の好物、妻の笑顔、そして、友人を家に招待するというものです。

報酬となり得る言葉、物、状況の種類にはかぎりがありません。本人をよい気分・幸せな気分にさせるものならば、何でも報酬になり得ます。笑顔や好物、セックス、贈り物、活動など、何でもかまいません。アルコール乱用者が好きだと思えば、それが報酬です。しかし、忘れないでください。飲酒もまた報酬であるということを。あなたが設定した報酬をすべて合わせた効果が、アルコールを上回るものでなくてはならないのです。

大切な人に報酬を与えるのは簡単です。むしろむずかしいのは、その人にとっ

て報酬が何であるのかを把握することなのです。アルコールのせいで性格が変わってしまい，かつて喜んでいたことにもはや魅力を感じなくなってしまっている場合は，特にむずかしいでしょう。まずはアルコール乱用者が好むだろうと思える報酬のリストを作りましょう。飲酒よりも楽しんでくれそうなことを思いついたなら，それはまさに最高です。少なくとも，本人の注意を引けるだけの報酬を見つけてください。以下の例を見ると，賢明なラドンナのリストには，笑顔，ハグ，キス，うれしい言葉などが列挙されています。ずっとけんかをしてばかりだったので，付き合いはじめた当初の自分の一面をキースに見せてあげたら，喜んでくれるかもしれない，と考えたわけです。彼女のアイデアは正解でした！ ラドンナのリストを読み，あなたも自分のノートにリストを作ってみてください。

実践課題19──行動を変化させるための報酬

あなたが大切な人にもっとやってほしいと思っている行動と，それに対する適切な報酬を書き出しましょう。ひとつ目の案が実行できない場合もあるため，それぞれの行動に対して二つ以上の報酬を考えましょう。何度同じ報酬を繰り返してもかまいません。

もっとやってほしい行動	報酬
しらふ 飲酒しない	• そういうキースと一緒にいるのがどれほど楽しいかを伝える。ソファでキースに寄り添う。 • 愛していると伝え，好物を作ってあげる。 • キースの好きなランジェリーを身につけて，不意に寝室に誘う。
夕食後，飲みに行かずに家にいる	• キースの好きな音楽をかけ，夜の時間を一緒に過ごせることがどれほどうれしいかを伝える。昔付き合っていた頃のようにリビングで踊ろうと誘ってみるのもいいかもしれない。 • 肩を揉んであげる • 若い頃キースが好んだ「デート」を再現し，銃の打ち合い満載の映画と大盛りのポップコーンで驚かせる

▶お仕置き

お仕置きのやり方は誰でも知っています。あなたが嫌なことをいわれたり，されたりしたならば，その人が嫌な気分になることをいったり，したりする。あなたの大切な人がとても酔っぱらって帰宅したら，あなたは怒鳴ったり，泣いたり，

第10章 行動原理 *Behavior Basics*

物を投げつけたりする。それがお仕置きです。でも，本当にそうでしょうか？
　否定的なコミュニケーションばかりになってしまうほど関係が悪化してくると，怒鳴ったり，物を投げたりすること自体が，アルコール乱用者にとっての報酬になっている可能性があります。もちろん，それは，本人が喜んで受けとるような，あなたの愛情ある行為とはまったく異なるものです。しかし，無視されるよりは，自分に関心を持って怒りをぶつけてくれる方がはるかにましなのです。あなたがカンカンに怒っているとき，アルコール乱用者はあなたとの結びつき，つながりを感じています。なるほどそれは不愉快で醜いものかもしれませんが，結びつきには違いありません。また，二人のあいだのやりとりがきわめて感情的なものであったとしても，それによって得られる高揚感がアルコール乱用者にとって（さらにはあなた自身にとって）報酬になってしまっているかもしれません。加えていえば，けんかのあとには仲直りがつきもので，その際には，お互いにいつも以上に優しくしようとする蜜月期間が待っています。そのせいで，ある意味ではけんかが促進されている可能性もあります。ここで私たちがあなたに伝えたいのは，もしもあなたがアルコール乱用者を変えるためにお仕置きを使うのならば，きわめて注意深く計画しなくてはならないということです。この方法は裏目に出ることも多く，もっといえば，報酬に比べると，恒久的な変化を起こせるほどの強い効力はないのです。
　多くの場合，報酬や冷めた対応（次の項参照）を使う方法でも，あなたの思いはお仕置きと同じくらい，あるいは，それよりも効果的に伝えることができます。お仕置きは最後の手段です。これまで，怒鳴ったりけんかしたりすることが功を奏さなかったのであれば，この先うまくいく可能性はほとんどないと考えるべきです。それよりも効果的なのは，私たちが「肯定的な再構成」と呼ぶ方法です。たとえば，夜中の2時に帰宅してきた本人からセックスを求められたとします。その際，ただ黙らせたいがためにいうなりになったり，叫んだり，あるいは，下品な酔っぱらいと罵ったりする代わりに，こういうのです。「あなたと愛を交わすのは好きだけど，それはあなたがしらふで，私の気持ちを気遣ってくれるときのことであって，そういう状態であれば喜んでお相手します」と。すると，本来，お仕置き（拒否）となり得たことが，相応に振る舞った場合の報酬として約束されるわけです。
　お仕置きのひとつの形として提案したいのは，アルコール乱用者の飲酒行動マップを作り直し，報酬を中止するやり方です。つまり，状況に対して新たに意地悪なことを組み込むのではなく，すでに存在するご褒美を撤回するのです。キャシーがこれを実践したのは，5時半までに帰宅してくれたらおいしい夕食と素晴

133

らしい夜をプレゼントする，とジムと約束していたときのことでした。ジムが約束を守らなかったとき，キャシーは冷えた夕食を残してひとりで外出しました。芝居がかったり，けんかになったりする危険を冒すことなく，キャシーは彼に罰を与えたわけです。

　お仕置きを使うにあたって，ひとつ注意してほしいことがあります。アルコール乱用者の行動がもたらす身体的危険を警戒してください。あなたならば，「これ以上は危ない」という微妙なあんばいがわかるはずです。自分の直観を大切にしてください。暴力を伴うけんかを誘発したり，怒り狂って本人が家を飛び出してしまったりするほどの罰を与えても，意味はないのです。なにしろあなたをこれまで傷つけてきた人を罰するという考えは魅力的に感じられるかもしれませんが，しっぺ返しを食わないように注意してください。忘れないでほしいのは，何があなたの最終目標なのかということです。そのことを念頭に置き，その手段が目標の達成に役立つか，それとも，単なる仕返しという瞬間的な満足感を与えてくれるだけなのか，自分の胸に聞いてみるようにしましょう。もしも後者であったならば，その手段はやるべきではないのだと思います。

▶冷めた対応

　あなたの大切な人が何か不適切なことをしたら，罰を与えるよりも無視する方がはるかに安全であり，効果も強力です。前項で紹介した，「約束済みの報酬」を撤回することに非常によく似た手法です。

　本人が好ましくない行動をとったら，本人に「その場所にいたくない」と伝えて立ち去るのです。その状況に他にも人がいる場合，全員で違う場所に行くことを提案するか，単にあなたがアルコール乱用者を無視すればよいのです。何があっても口論に引きずり込まれることがないようにしてください。なぜなら，それは最終的に報酬となってしまい，結果的にあなたは目標から遠ざかることになるからです。

　たとえば，今夜はお酒の代わりにココアを飲もうと約束し，二人で映画を観ながらソファでくつろいでいるとします。映画を3分の1ほど観たところでアルコール乱用者が冷蔵庫からビールを取り出します。あなたは，「あなた，今夜は二人で楽しむためにお酒は飲まないって約束したでしょう」といいます。彼は，「わかってるよ。だけどビールが飲みたくなったんだ」といいます。「お願いだからやめて」とあなた。「あんまりうるさいこというなよ」と彼。この時点で，まちがいなく不愉快な結末に終わるけんかをはじめることもでき，その場合，結局，二人は一緒にすごすことになります。代わりに，「映画の残りを私と一緒に観るよりも

ビールを飲む方を選ぶのね。残念だわ。私はお酒を飲んでいないあなたと一緒にいたかったのよ。それなら出て行くわね」ということもできます。そうして，上着を手にとり，友だちや親戚の家に行くか，その部屋を立ち去ります。騒ぎもなく混乱もない代わり，アルコール乱用者への報酬もありません。あなたに冷たく無視されたアルコール乱用者は，その冷めた対応にひとり耐えなくてはならないのです。これは強力なメッセージです。

▶もうひとつのアイデア

報酬，お仕置き，冷めた対応に関する説明を終える前に，現実世界についてもうひとつつけ加えておかなくてはなりません。もちろん，私たちがあげる例は現実の生活を反映していますが，わかりやすい教育的エピソードとするために簡略化されています。これらの手法を実際の場面で試してみると，本書に書いてある以上に容易なこともあれば，そうでない場合もあります。アルコール乱用者とともに暮らしていくために，新しい対応方法を見つけ出すのはむずかしいことですし，その方法を実行しても効果が現れるまでには時間がかかるかもしれません。計画が裏目に出てしまうこともあるかもしれませんし，本当に試す価値のある方法なのかと疑問に思うこともあるでしょう。私たちがあなたにお教えできることは，私たち自身の経験から学んだ事柄だけです。

アルコール乱用者との生活を何とかしようと長年頑張ってきたわけですから，あなたにとっては，その関係がとても大切なものなのですよね。ということは，あなたの努力は決して無駄ではないと思います。このプログラムを実行したたくさんの患者を思い起こしてみても，苦もなく好ましい変化が得られた人などほとんどいません。しかしその一方で，よい変化を得られた人はたくさんいます。何カ月もかかる場合もありますが，この手法をとった人々の大半が生活の質を改善し，また，アルコール乱用者に治療を開始させることに成功しています。効果が現れるまで根気よくつづけること，そして，効果を継続させることが重要です。綿密な計画と記録，再評価と修正を行いましょう。そのうえで，再度試してみましょう。あなたならできます。

学んだことをまとめてみましょう

報酬，お仕置き，冷めた対応，問題解決，飲酒行動マップの作成，目標設定，PIUSコミュニケーションを学びました。さて，それらをどうまとめればよいのでしょうか？　実はあなたが思うより簡単です。まずは，あなたの大切な人の現

在の行動について作成した飲酒行動マップ（第2章）と，その改訂版を眺めてみましょう。そのうえで，以下の質問について，あなた自身の反応をふりかえってみてください。

1. 飲酒を阻止するためと思ってやっているが，実際は報酬になっている行為がありませんか？
2. 報酬を与えたくない行為に対する反応のなかで，実際には報酬になってしまっているものがありませんか？　あるとすれば，どうすればその反応を，冷めた対応，あるいは，（それが適切かつ安全である場合にかぎりますが）お仕置きに置き換えることができますか？
3. 冷めた対応や報酬を使える場面で，罰を与えてしまっていることはありませんか？　そうであれば，否定的なものでなく肯定的なものに焦点を当てる方法，そして，報酬を撤回する方法へと変えていきましょう。
4. 話し合うとき，あるいは，アルコール乱用者に対応するとき，あなたが話す言葉は，「私は」からはじまる肯定的な表現になっていますか？　アルコール乱用者にとって変化を起こすことがいかにむずかしいか，という点に関して理解を示していますか？　また，状況に対する責任を共有するものになっていますか？

　各質問に答えながら，これまでに学んだ手法を用いて，計画を改訂する手がかりを見つけましょう。これでよいと思える改訂版の計画ができあがったら，次は練習をしましょう。飲酒行動マップで書き出した状況を，実際に演じてくれる人がいると理想的な練習ができます。もちろん，役割を演じてくれる人が見つからなくても大丈夫です。自分の頭のなかで想像しながら練習するとよいでしょう。頭のなかで予行演習することで，現実場面での実行に大きな効果が生まれます。
　アルコール乱用者との対応方法を大々的に変える準備が整ったら，そのことをアルコール乱用者に伝えなくてはなりません。いいえ，飲酒をやめさせるためのプログラムを開始したことを伝えろといっているのではありません。伝えなくてはならないのは，本人に対するあなたの愛情と，二人の生活を改善したいというあなたの意欲です。愛情を持ってそのことを伝えるために，必ず前向きな言葉を使い，あくまでもあなたの気持ちを中心にして，変化に伴って本人が感じるだろう困難に対してはっきりと理解を示し，責任を共有するようにしてください。例をあげましょう。

- 「私はあなたのことがとても大事だから（「私は／僕は」からはじまる，あなた自身の気持ちを伝える言葉），あなたがお酒を飲むのを見ていると怖くなるの。もちろん，お酒をやめることは簡単じゃないとわかっている（理解）。だから，小言はやめようと思うけど，これ以上見ているのは耐えられないわ。あなたとの関係がこれ以上悪くなるのは嫌だから，いままでみたいな小言はやめて（責任の共有），私はあなたがお酒を飲むことにはかかわらないようにするわ。これからは，あなたがお酒を飲むときには，あなたがしらふに戻るまで，家を出ていることにします」
- 「君がすごくストレスを抱えているのはわかるし，それについてはとても心配している（理解／肯定的な言葉）。でも，もうこれ以上，僕はこの状況に対処できそうもない（「私は／僕は」）。これ以上，この状態をつづけることはできない（責任の共有）。だから，何とか力を貸してくれないかな（責任の共有）？」
- 「お酒をめぐって繰り返される，僕らのけんかのせいで，この家はずいぶんと長いあいだめちゃくちゃになってきた（責任の共有）。僕が悩んでいるのと同じくらい君も悩んでいると思うから（理解），家族のためにできることなら，僕は何でもしようと思っている（「私は／僕は」／責任の共有）。君のことを大切に思っているから，二人の人生をもっと幸せなものにするために，一緒にこれからの計画を立ててくれないか（肯定的／責任の共有）」
- 「請求書はたまる一方で，とても不安なの（「私は／僕は」）。私たちどうすればいいのかしら（責任の共有）？ あなたのことがとても大事だし，二人の将来を考えると，私はとても怖いの（肯定的／「私は／僕は」）」

このような新しいコミュニケーション方法の提案に対して，アルコール乱用者が肯定的な態度を示し，自分が抱える問題と変化の必要性を認識したようであれば，そのときこそ，治療を受けることを提案するチャンスです。治療への取り組み方については次章でよりくわしくお話ししますが，ここではひとまず，本人が良心の呵責を感じているようならば，そのときこそ話を切り出す最高のチャンスである，ということを覚えておいてください。話を切り出してみたところ，本人の反応が消極的なものであった場合には，すぐにその話題を中断してください。もっとうまくいくチャンスは，必ずまた訪れます。

やってみて，気に入るはずだから

　つまるところ，あなたがやろうとしているのは，日常的な行動を変えることによって，あなたとアルコール乱用者の生き方自体を変えることです。これは——とりわけ，アルコール依存症のせいで，心の支えがないまま，未来と向き合うことを強いられている人にとっては——実に恐ろしいことです。何かを「永久的に」変えろと説得するのではなく，小さな，簡単にできる変化を求めるようにしてあげましょう。たとえば，今回，実家を訪問するときだけ飲酒しないよう頼んだり，今週の月曜日だけは夕食の時間に間に合うように帰宅することを約束してもらったりというふうに。小さく，達成可能な事柄にしましょう。そうすれば約束もしやすく，約束が守られる確率も上がります。あなたの仕事は，約束を守り抜いた本人に，飲酒同様，あるいはそれ以上に価値ある報酬を与えることです。「やってみて，気に入るはずだから」という提案には無数のやり方があります。アルコール乱用者に求める変化は簡単でごく小さなものにすること，また，必ず報酬を与えること，それを忘れないでください。以下は，最近何年かのあいだで私たちのクライアントがこの方法を成功させた例です。

- 家中を永遠にきれいにする，などといった約束を守らせようとする代わりに，その時々の行動に焦点を当てましょう。「ねえ，あなた，私が洗面台に化粧道具を置きっぱなしにするのが嫌いだったわよね。だから片づけたわ。これから私も化粧道具を洗面台に置かないよう約束するから，あなたも濡れたタオルを床に投げずに台の上に置くようにしてね」。そして，タオルの問題が片づいたら次は夕食後のお皿，というふうに順に対処していくようにしましょう。
- 親と幼い子どもとの関係のあり方を変えるのは，あなたとアルコール乱用者との関係のあり方を変えることと同じようにむずかしいことです。アルコール乱用者の子どもに対する態度を改善させたいのなら，「もっと優しく」とか，「もっと思いやりを持って」などと頼むのは避けた方がよいでしょう。なぜならこれらは定義するのがむずかしい，非常に広範な変化だからです。そうではなく，小さな行動の変化をお願いするようにしましょう。たとえば，「部屋のことで君がビリーに怒鳴るのを聞くとすごく嫌な気分になる。散らかっていても，もう少し冷静に話してくれれば，僕も片づけさせるように気をつけるから」などというとよいでしょう。

第 10 章 行動原理 *Behavior Basics*

- 夫婦がけんかになる一番の原因は，何よりもお金のことです。これは，アルコール乱用者が無職だったり，不適切なお金の使い方をしたりしているとなおさら大きな問題になります。ここでもまた，アルコール乱用者のすべてを変えるのではなく，行動面に関してほんの少し変えてもらう方がはるかに簡単です。その第一歩として，こんな言葉をかけてみてはいかがでしょうか？「ストレスをたくさん抱えているのはわかるし，これ以上ストレスの原因を増やしたくはないと思っているわ。でも，請求書に示されたお金を全部払えるかどうか不安なの。やりくりするためにも一緒に予算を立ててくれるかしら？」

- 私たちが知るかぎり，「本当に，君は最近，僕と話をしたくないんだな」などといういい方で，よいコミュニケーションができるということはまずあり得ません。会話の糸口をつかみたいのなら，たとえば，「最近の僕たちにはどうやら共通の理解が欠けているようだ。少し時間をとって，二人の関係について話したいんだが。明日の朝30分だけ話せるかな？」というふうに，少し行動を変えてくれるよう頼むなどするのがよいでしょう。1カ月にもわたる話し合いを求める必要はありませんし，30分だって長すぎます。10分でもいいでしょう。アルコール乱用者にとって都合のよい時間や日程を考えてあげてください。それから，どのような話になったとしても，話し合うための時間をとってくれたことに対して報酬を与えてあげましょう。キスやハグ，心からのありがとうの言葉などが，さらなるコミュニケーションのきっかけになります。

- 問題飲酒に伴って最初に隅に押しやられるのは，セックスや愛情ある態度です。アルコール乱用者はあなたにその意志がないことを不満に思っていますが，あなたにしてみれば，酔っ払っている本人にキスをしたいなどとは思えないわけです。であれば，しらふのときにキスをすることからはじめてみてください。また，しらふでベッドに入ることを本人が魅力的に感じるようにしてあげるのもよいでしょう。たとえば，「仕事が終わってまっすぐ帰宅してくれるのなら，実家の母に子どもを預けてきて，あなたが大好きなランジェリーを着ておくわ。その先はあなた次第よ……。どうかしら？」

すべての例において，PIUSの形式で話をしているのがわかりますね。会話は肯定的で，状況に対する責任の共有が明確にされています。必要に応じて本人が置かれた状況に理解を示し，「私は／僕は」からはじまる言葉を用いています。また，ここでの話し手はいずれも，まずは自分たちが準備した報酬がアルコール乱用者にとって魅力的であることを確認しています。サミー少年のケースでいえば，ナスをあげると約束されても――たとえ母親にとってそれがどれほどの好物だったとしても――彼は決して部屋を片づけようとはしないはずです。そのことを覚えておきましょう。

自分で記録する

　私たちのクライアントは，定期的にクリニックを訪れて，作業の進み具合――何を試し，何がうまくいき，何が失敗し，どのように改善したか――を確認します。残念ながら，私たちは本書を読んでいるあなた方一人ひとりに会って，あれこれと具体的に指導することはできません。しかし，それに次ぐよい方法があります。あなたが立てた計画と，それをいつどのように使い，何が起こり，どのように改訂したのか，といったことをすべて紙に記録するのです。つまり，私たちが定期的に会ってクライアントがあげた成果を確認するのと同じように，あなた自身が確認するために記録をつけるのです。

　あなたはいま起こっている事態にきわめて深刻に巻き込まれているので，頭のなかだけで出来事を確認し，さらに客観的に分析するのは，ときとして非常にむずかしいはずです。一歩下がって自分の行動がどのくらいアルコール乱用者に影響を与えているかをはっきりと見るには，紙に書くのが一番よい方法です。起こったことはすべて書き留めてください。紙に書き出すのはいずれ習慣になりますし，書いたものを確認するのも楽しくなってくるはずです。なぜなら，それは幸せな未来に向かうあなた自身の地図なのですから。

　また，第2章で行った「飲酒量のベースライン」に関する実践課題を定期的に繰り返すとよいでしょう。それは，アルコール乱用者とあなたの生活に生じた変化を測る物差しになるはずです。きっと満足のいく結果が得られると思います。もしもよい結果が得られない場合には，第12章で取り上げる，アルコール乱用者が変わらなくともあなた自身の生活を改善する方法を参照してください。

行動の概要

　いまのあなたは、日々の生活のなかで強力かつ満足のいく変化を起こすのに役立つツールを、さらにもうひとつ手にしています。飲酒行動マップで同定したさまざまな行為を変える方法を計画していきましょう。できるだけ報酬のツールを利用し、アルコール乱用者の積極的な行動に対して報酬を与えるようにしましょう。その際、消極的な行動をとらなかったということ自体を、積極的な行動として解釈してあげましょう。本人がしらふであるという事実だけでも、報酬を与えるに十分な理由と考えるわけです。笑顔と言葉と行動をもって、お酒を飲む状態より飲まない状態の方を、アルコール乱用者にとって魅力的なものであるようにしていきましょう。

要　約

- 報酬は受ける人にとって魅力的なものでなくてはならない。
- 長期的な行動の変化を達成しようとする場合、お仕置きの効果は報酬のそれとは比べものにならないほど小さい。
- 冷めた対応（消去）は報酬の効果を補完する。
- これまでに学んだツールをすべて活用し、あなたの大切な人にとって、飲酒しないことの方が飲酒することより魅力的であるようにする。

キャシーとジム：変化を起こす

　ジムの飲酒について、その引き金から影響まで三つの典型的な流れを明らかにし、それぞれにどう対処するかという計画を立て終えると、キャシーはようやく自分の人生に関する主導権を握ることができたと感じました。もちろん、キャシーにしてみれば、ジムに向かって、「あなたがいかにひどい人間か」をくどくどと説教をしたい気持ちはありました。しかしこれからは、やめてほしいことではなく、やってほしいことに気持ちを集中させるよう決意しました。そして、その「やってほしいこと」をジムに伝える際に用いる、肯定的な方法も見つけました。

　ジムとキャシーがけんかする理由として多いのは、息子のテッドの育て方に関

するものでした。ジムはキャシーが息子に甘すぎると考えていて、テッドの態度に文句をつけては、何かにつけてキャシーとテッドを怒鳴りつけていました。キャシーはというと、ジムの飲酒のせいで子どもたちもたくさんのストレスを抱えているのだから、部屋の片づけや長電話くらいは大目に見てあげたい、と思っていました。

　二人の長男である11歳のテッドは、ジムの注目を引こうと、わざと悪い行いをすることがよくありました。キャシーには、夫が息子にもう少し愛情を示してくれさえすれば、息子の態度がよくなるとわかっていました。しかし、キャシーがどんなにジムにお願いしても、あるいは食ってかかっても、息子が少しでもいうことを聞かなければ、ジムはすぐさま怒りを爆発させるのでした。

　ついにキャシーは、この一連の出来事へと至るお決まりのパターンを突き止めました。ジムが仕事から帰ってくると、テッドは、その日一日のことを父親に話そうとして駆け寄ります。そのときジムは、上着を脱いでお酒を注ぐ時間ぐらいくれと息子にいい、そういわれた息子は、父親の横でふてくされた態度をとるわけです。大抵の場合、テッドは何かを殴り倒したり（それが小さな妹の場合もある）、宿題やおもちゃをキッチンの床にぶちまけたりします。するとジムは、ほとんど必ずといっていいほど息子を怒鳴りつけ、「一体何が気に入らないんだ？」と詰問するのです。テッドは泣きながら部屋のドアを思い切り閉めます。ジムは、息子の部屋のドアを激しく叩きながら、「出てもいいというまで部屋から出るな」といいます。こうして、家族みんなで楽しく夜をすごしたい、というキャシーの希望は見事に打ち砕かれるわけです。

　ジムとテッドの態度が、それぞれどのように影響を与え合っているのかが明らかになったところで、キャシーは、いつも一日の終わりに繰り返される、この出来事を改善するための方法を計画しました。まずはテッドに、お父さんが帰ってきたらすぐに学校であったことを話そうとしないで、お父さんが靴を脱いで落ち着くまで待つように言い聞かせました。次に、ジムとテッドとのあいだに肯定的な影響がはたらくように工夫しました。「テッドの態度を改めさせたいなら、もう少しほめ言葉をいってあげて」とジムを説得するのではなく、彼の父性（そして自我）に訴える方法で、いつもの状況を肯定的な雰囲気へと変えたのです。彼女は、朝、出勤前のジムにこういいました。「ジム、テッドがあなたにとってどれほど大切か、私はよく知っているし、それから、私から見ていると、テッドもあなたと一緒にいるのがとても好きだということもよくわかるの。あの子は本当にあなたを尊敬しているわ。今日はまっすぐ帰宅して、テッドと二人で夕食にピザ屋に行ってはどうかしら？　そこでゲームでもして、のんびりと気張らししてみた

ら？　下の子たちは私が家でみているから，あなたとテッド二人で楽しんできてくれない」

　息子と二人で楽しんできて，というキャシーの提案に対するジムの反応は，キャシーにとって驚くべきものでした。というのもキャシーの予測では，きっとジムは，子どもたちと一緒の時間をすごすのを避けるために，これまで何度となく繰り返してきたいいわけ──「仕事で疲れている」，「同僚とバーで仕事の話をしなくては」，「テッドは絶対レストランで行儀悪くするから」──を使って断るだろうと考えていたからです。しかし，今回ジムは，そうしよう，といったのです。それを聞いた瞬間，キャシーはいつもの習慣でジムに皮肉や嫌味をいいそうになりました。しかし，もちろん，そうはしませんでした。そのかわり，ジムをハグし，テッドがどれほど喜ぶかを伝えました。さらにキャシーは，終業時間の20分前に会社に電話をかけて今夜の予定を確認し，とても喜んだテッドが宿題もほとんどすませ，部屋も片づけていることを伝えました。ジムは笑い，仕事が終わったらまっすぐ帰るといいました──そして，その通りに帰宅したのです。

第11章
治　療

Teatment

リンダとロン

　高校2年の頃からリンダは，双子の弟ロンのことを心配していました。大学進学と同時に，彼はリンダとアパートに同居するようになりましたが，毎晩パーティーに明け暮れ，朝は寝すごしては午前中の講義を欠席し，人生の貴重な時期を浪費している状況でした。リンダは，そのような弟の生活を目の当たりにして衝撃を受けたことがありました。しかも，そのことについてリンダが話そうとしても，ロンは，君は母親じゃないんだから，とかたくなに話し合いを拒んできました。他に手段のないリンダは，大学の保健管理センターに相談に行くことを勧めたりもしましたが，ロンは激怒してアパートを飛び出し，まったく話になりませんでした。ところが，リンダがロンに対する話し方を変え，彼の飲酒をイネーブリングするのをやめたところ，けんかの回数は大幅に減り，二人の関係はいくらかギクシャクした感じがなくなってきました。とはいえ，リンダは，ロンの飲酒は彼自身がいうような，単なる「大学生ノリ」などではなく，専門家の手助けが必要であると確信していました。

アルコール乱用者に治療を受けさせるという出来事は，この旅路における最良の地点であると同時に，最悪の地点でもあります。最良であることの理由は，多くのアルコール乱用者にとって，お酒なしの生活を適切に身につけるには治療を受ける以外，方法がないからです。そして，最悪であることの理由は，ご存じのとおり，変わることは相当な困難が伴うものであり，治療開始後も，あなたの大切な人はさまざまな悪戦苦闘を体験するはずだからです。もちろん，大切な人の苦闘はあなたの苦闘でもあります。二人の関係を維持するには，あなたの努力は依然として欠かせません。

　アルコール乱用者に治療を受けさせるのは，これまでに行ってきたすべてのことと同じように，綿密な計画が必要です。ほとんどのアルコール乱用者は，かなり好意的に考えても，治療を受けることに対して迷う気持ちを抱いています。たとえ自分の飲酒が周囲にどれほどの悲しみや苦しみをもたらしているかを十分に理解しても，いっさいの酒を断つというのは，本人にしてみれば，考えただけでも恐ろしいものなのです。この先，あなたはそういった恐怖感に対して敏感になる必要があります。

酒を飲む理由

　アルコール乱用者がお酒を飲みつづけることには，損失と利益があります。損失については私たちよりあなたの方がよくご存じでしょう。一方の利益についていえば，損失に比べるとわかりにくいですが，やはりそれが何であるのかを押さえておく必要があります。人は誰もがその人なりのアルコール経験があるものですが，断酒しようとしないアルコール乱用者には，一般の人にはわかりにくい，彼らなりの理由があります。そうした理由のなかで多くのアルコール乱用者に共通するものを認識しておくことは，今後のあなたにとっても役立つでしょう。あなたの大切な人に当てはまるものがいくつかあるかもしれませんし，すべて当てはまるかもしれませんし，まったく当てはまらないかもしれません。ともあれ，ここでの課題は，あなたの大切なアルコール乱用者にとっての利益は何なのかを突き止めることです。可能であれば，本人に直接尋ねてみてもよいでしょう。それが無理ならば，あなたの深い知識と観察力，そして批判的な思考力を働かせてください。実践課題20を使ってやってみましょう。リンダが，ロンの飲酒に関してこの実践課題を行ったものを参考にして，自分のノートに同じように書き出してみてください。

第11章 治 療 Teatment

実践課題20 ── なぜ飲むのか？

　以下のリストを用い，想像力を働かせて考えてみましょう。あなたの身近にいるアルコール乱用者に当てはまると思う飲酒の理由に，チェックをつけてください。アルコール乱用者の行動を思い出したり，本人に直接尋ねたりして項目を追加してもかまいません。できあがったらリストを確認し，まとめを書いてください。

- [x] アルコールはおいしいから
- [x] アルコールは気分よくさせてくれるから
- [ ] 酔っぱらうことで嫌な気分を感じないですむから
- [ ] 酔っ払うことで嫌な状況を避けることができるから
- [x] 飲酒することで社交の場での自信が得られるから
- [ ] 飲酒することで恋愛関係に自信が持てるから
- [ ] 飲酒することでストレスの解消ができるから
- [x] 飲酒は友人や家族との共通の娯楽だから
- [ ] 趣味は飲酒しかないから
- [ ] 飲酒は仕事ができないいいわけになるから
- [ ] 飲酒は苦痛や退屈から逃れるいちばん簡単な方法だから
- [ ] 飲酒は嫌な気分を忘れさせてくれるから
- [ ] その他

　　お酒を飲んでいないロンは基本的に内気な人だ。だから，お酒の味が好きなだけでなく，人づきあいをする「度胸」を得るために飲んでいる。そのせいで飲酒が癖になってしまった。いまのロンはおそらく身体的にもアルコールに依存しているので，精神的にも身体的にも飲酒が魅力的になっているのだと思う。

　覚えておいてください。大切な人に飲酒をやめてくれるよう頼むのであれば，あなたは，飲酒に取って代わる，少なくともそれと同等の価値のあるものを探す手伝いをする覚悟が必要です。
　第2章では，あなたの大切な人が飲酒，あるいは飲酒に関係する行動にどれほどの時間を費やしているかを推定してみました。これらの行動を断念するということは，その空いた時間をこれまでよりも健康的な行動で埋めなくてはならない，ということです。したがって，飲酒とは別の，同じくらい魅力的な行動を提供できるように，いくつかの選択肢を準備しておく必要があります。たとえば，毎日仕事の後1～2時間，バーで友だちづきあいをしているのであれば，お酒を飲ま

ずにできる，同様の社交活動でその時間を埋めるようにします。週末や夜の時間帯も同じです。ぽっかりと空いた穴は埋めなくてはならず——もしもそれをアルコール乱用者の裁量に任せてしまったら，きっとその穴はお馴染みの飲酒という行為で埋められてしまうことでしょう。いまあなたがなすべき仕事とは，飲酒する理由と同じくらいたくさんの，飲酒しない理由を与えてあげることなのです。

　大切な人の断酒に備えて，飲酒の代わりに楽しむことのできる，有意義な「非飲酒活動」のリストを作りましょう。あなただけでなく，必ず本人にとっても魅力的な活動を選ぶようにしてください。飲酒の魅力が何なのか，あなたにはわからないかもしれませんが，お酒というものは，アルコール乱用者のさまざまなニーズを満たしてくれるものなのです。したがって，しかるべき計画を立てましょう。専門家に相談するのもよいと思います。本人に直接相談するのもよいでしょう。そのときには，ぜひPIUSコミュニケーションを使って，「アルコールを控えるだけの価値があり，しかも，一緒に楽しむことのできることは何か」を尋ねてみましょう。実践課題21でリストを作成していきます。以下に示すリンダの例を見たうえで，あなた自身も自分のノートに同じことをやってみましょう。

実践課題21 —— しらふでいる価値のある活動

- 早朝のジョギング（ロンは高校時代陸上が大好きだった）。
- 一晩中私と語り明かす（ロンの飲酒に私がこれほど腹を立てる前は，よくそうしてすごしていた）。
- 夕方，人が少なくなった校庭でスケートボードをする。
- 地元の映画館でポップコーンを食べながら外国映画を観る。

　断酒のためにあなたが計画する非飲酒活動は，それ自体が，本人の断酒意欲を刺激する効果もあります。ですからあなたは，飲酒行動マップに取り組み，断酒を促すなかで，こうした非飲酒活動を動機づけや報酬として使っていくわけです。もちろん，実際にお酒が関与しない時間を一緒にすごすのは，治療開始前でもかまいません。期間や頻度にかかわらず，本人がしらふでいてくれることに対して，一緒に楽しくすごす時間を提供するのです。このような肯定的な対応が十分になされれば，断酒の試み，そして最終的には治療といったものは，必ずや後からついてくるはずです。

治療方法を選ぶ

　他のことはともかく、これだけは必ずやってください。あなたの大切な人が治療への興味を口にしたら、ただちに治療を受けられるように準備をしておいてほしいのです。チャンスを逃してしまうと、最高潮に達した治療への関心は、見る見るうちに消滅してしまいます。あなたには、本人に断酒を求める理由がたくさんありますが、アルコール乱用者本人には、その倍くらいの断酒をしない理由があるのです。本人の心のなかの天秤がようやく治療を受ける方へと傾いてから、慌てて治療プログラムを探しはじめるようでは手遅れです。天秤はすぐに反対の方へと戻ってしまうでしょう。

　治療の方法にはいろいろな選択肢があります。治療法には個々人の好みがあり、どの方法が特に優れているといったことは、一概にはいえません。ここでは、最も有名な治療方法の概要とその効果について、私たちが知っていることをお教えするつもりです。しかし、覚えておいてほしいことは、あなたの大切な人が治療を受ける気持ちになった時点で、改めてその人の好みに合わせて治療方法を選択し直さなければならないかもしれない、ということです。その意味では、あなたが治療方法を選ぶ際には、アルコール乱用者の好みや流儀といったものを十分に考慮しておく必要があります。

　治療の選択肢を考える際の第一歩として、治療と支援の違いを理解しておかなくてはなりません。「治療」といった場合には、お酒を打ち負かす方法を手取り足取り**教えてくれる**、積極的な介入プログラムを指します。一方、「支援」の場合には、支援グループのなかで励まされたり、緊急の危機介入がなされたりはしますが、個人面接のなかで、新たな非飲酒行動を見つける手助けをしたり、その練習方法を教えたりはしません。治療プログラムで大切なのは具体的なスキルです。したがって、治療プログラムは、アルコール乱用者が飲酒欲求に抵抗し、生活を建て直すためのスキルを教えるものでなくてはなりません。また、本書があなたの手助けをすることを通してアルコール乱用者に手を差し伸べているのと同じように、治療プログラムもまた、アルコール乱用者だけでなくその周囲の人たちにも積極的にはたらきかけるものでなくてはなりません。ですから、治療プログラムを評価する際には、あなたの大切な人がアルコールなしで生きる方法、あるいは、アルコールにうまく対処するための方法をどのように教えるのかについて、くわしく尋ねるようにしてください。もしもその回答のなかで、さまざまな問題行動に対する具体的な治療戦略が見えてこないようであれば、引きつづき他を当たってみましょう。

本書で示している治療方法は，実証的研究によって治療効果が証明されたものです。本書を通じてあなたがこれまで取り組んできた治療方法とは，認知行動療法とスキルトレーニングなのです。私たちが自分たちのクリニックで提供している，このクラフト・プログラムは，かねてよりアルコール乱用者の治療に用いられていたCRA（コミュニティ強化アプローチ Community Reinforcement Approach）プログラムから生まれました。このCRAプログラムは，現在でも私たちのクリニックにおける治療方法のひとつとして，アルコール乱用者本人に提供されており，これまでに多くのアルコール乱用者が，アルコールを前向きな生活スタイルへと置き換える手助けとなってきました[*]。

　CRAのように，本書であなたが行っている作業を補完してくれるプログラムを探すなら，治療プログラムの説明のなかに，「ソーシャルスキルトレーニング」，「カップル行動療法」，「認知行動療法」，「論理情動行動療法（REBT: Rational Emotional Behavioural Therapy）」，「動機づけ強化療法」，「解決志向型心理療法」といった言葉が入っているものを探すとよいでしょう。治療センターや治療施設が提供する治療モデルには，それぞれ独自の治療の流れや用語があります。つまり，それぞれのプログラムが治療を提供する期間やスタイル（個人，グループ，家族）は異なっており，また，おそらくは同じようなプログラムを提供していても別の言葉で表現されていることもあるでしょう。なお，治療方法の選択肢を検討する際には，次に述べる三つの点を満たすプログラムを探すようにしてください。すなわち，第一に，あなたが本人の問題行動の引き金や強化因子を同定するのを手助けしてくれること，第二に，変えることのできる引き金や強化因子を変える方法について教えてくれること，そして最後に，変えられないものに対してはあなたの側の反応を変える方法を教えてくれることです。

　治療方法の選択肢は無数にあり，本書だけでそのすべてを説明することはできません。あえていうなら，治療のなかで上述した三つの点に関するスキルを扱ってくれ，あなたとあなたの大切な人にとって居心地のよいプログラムであれば，どのようなプログラムでもよいと思います。まずは，遠慮せずに電話をかけ，質問し，治療担当者に会ってみて，そのプログラムに参加した場合，他にどのような補助的なサービスを利用できるのかについても尋ねておくとよいでしょう。「客」であるあなたには，あなたとあなたの大切な人にとって最高の「商品」を選ぶ権利があります。電話帳でアルコール・薬物依存リハビリセンターや精神保健セン

---

[*] CRAの詳細については以下の文献を参照のこと。Meyers. R.J. & Smith, J.E. 著 "Clinical guide to alcohol treatment: The community reinforcement approach.（New York, Guilford Press, 1995）

ターを探してみましょう。また，地域のアルコール・薬物問題相談機関に相談してみるのもよいでしょう。

　入院治療と通院治療のいずれの方がより治療形態としてふさわしいか，という点については，長年にわたってさまざまな議論がなされてきました。近年の研究では，費用対効果という点も含めて考えた場合，必ずしも入院治療（通院治療よりもはるかに高額である）の方が治療の成功率が高いわけではないことが指摘されています（Miller & Hester, 1986）。とはいえ，最適な治療方法は決してひとつとはかぎりません。また，誰かにとって有効であったからといって，あなたの大切な人にとっても有効とはかぎりませんし，その逆の場合もあるでしょう。したがって，候補となり得る選択肢はすべて検討の対象としてください。それから，「絶対にこの施設にしよう」と決めてしまう前に，その施設での治療が医療保険の適用対象かどうかも確認しておく必要があります。

　通院治療の場合，その内容やスタイルには実に多様な種類があります。それらは治療アプローチの方法が異なるだけでなく，治療の枠組みもさまざまに異なっています。患者の仕事のスケジュールに配慮して，夜間に週1回の個人療法もしくはグループ療法セッションが行われる場合もあります。また，1回の治療セッションに要する時間が朝から昼過ぎ，あるいは夕方までといった，長時間を要するプログラムも少なくありません。通院プログラムの多くは，治療セッションに加えて，補助的にアルコホーリクス・アノニマス（Alcoholics Anonymous; AA）のミーティングへの参加を求めていますが，一部の通院プログラムでは，12ステッププログラムそのものを治療に用いています。いずれにしても，通院治療プログラムの場合，アルコール乱用者自身が十分な期間参加しなくてはその治療効果が発揮できないのです。

　積極的な治療プログラムに加えて，あなたの大切な人はAAやナルコティックス・アノニマス（Narcotics Anonymous; NA）といった良質な，本人向けの支援グループを利用し，あなた自身はアラノン（Al-Anon）やナラノン（Nar-Anon）といった，家族向けの支援グループを利用するとよいでしょう。以前は飲酒や薬物使用に費やされていた時間を，社会的支援や援助を受けるために使うわけです。これはとても有益なことです。

▶治療担当者に会ってみる

　あなたとアルコール乱用者にとって最適な治療アプローチが決まったならば，あなたの理想像に一致する，個々のプログラム候補に関して，それぞれの治療担当者と会ってみましょう。同じような取り組み方をしていても，セラピストが違

えばその効果も変わってきますし，また，それは患者によっても異なるものです。治療担当者と会う際には，あらかじめあなたが知りたいと思っていることを伝えておくとよいでしょう。ほとんどのセラピストは面会や説明に応じてくれるはずです（多くの場合は無料で）。少なくとも，あなたの質問に対し，数分間程度，電話で説明するくらいのことはしてくれるはずです。

　治療担当者との面談では，頭に浮かんだ疑問はすべて尋ねるようにし，何か心配な点があれば，それも忘れずに伝えてください（できれば，見落としのないように，事前に質問リストを作っておくとよいでしょう）。良質な治療施設（良質なセラピスト）はあなたの質問に喜んで答えてくれるだけでなく，あなたが何を尋ねるべきかわからずに戸惑っていれば，考えるのを手伝ってくれるものです。治療を引き受ける側としても，患者にその施設がどのような場所であり，そこで提供される治療プログラムがどのようなものなのかを理解してほしいと考えているはずです。というのも，そのような理解は治療上きわめて有利にはたらくからです。

　必ず質問すべきこととしては，以下のようなものがあります。

- プログラムの費用はいくらくらいですか？
- 医療保険は適用されるのでしょうか？
- 各セッションの時間はどのくらいかかりますか？
- アルコール乱用者はどれくらいの頻度でセッションに出席しなくてはならないのですか？

　さらに，治療のスタイルはグループ療法だけなのか，それとも個人療法，カップル療法，家族療法などの選択肢もあるのか，といったことも確認しておきましょう。

　あなたの大切な人が長年にわたって大量飲酒をつづけており，身体的依存の兆候が見られるようならば，治療を開始する前に病院や解毒専門施設に入院する必要があるかもしれません。したがって，解毒が必要になった場合，医療機関に紹介してもらえるのかどうかも確認しておく必要があります。もしも医療機関への紹介ができない場合には，どのようにして医療的支援を手配すればよいのかを尋ねてください。

　大量飲酒はうつ病や不安障害といった，別の精神医学的問題を引き起こすことが多く，断酒後に，これらの潜在していた精神医学的問題が，表面化してくることも少なくありません。したがって，治療プログラムのスタッフのなかに，精神科医がいることも重要です。場合によっては，離脱症状や再適応までの期間を乗

り越えるために，精神科薬物療法が必要となることもあります。

　セラピストの治療理念や，実際の治療場面で生じる細々とした出来事についても説明を求めましょう。個人，カップル，家族と，治療対象はどうあれ，行動療法もしくは認知行動療法と名づけられている治療プログラムを探されることをお勧めします。これらの治療方法は，科学的にその治療効果が確認されているからです。誰かに勧められて，これ以外の治療アプローチの利用を検討される場合には，その治療法の効果を裏づける研究論文の一覧を要求してください。こうした資料は，最終的な決定を下す前にできるだけたくさん入手しておくとよいでしょう。

　また，セラピストの資格に関する情報も大切です。そのセラピストは，アルコール問題専門カウンセラーの資格や臨床心理士の免許を持っていますか？　もしも持っていないのであれば，別の人を探すことをお勧めします。また，そのセラピストがアルコール問題にどのくらいの期間に取り組んできたのかを尋ねるのもよいでしょう。もちろん，「これだけ経験しておけば絶対安心」という期間はありませんが，その情報を公開したがらない様子があれば，やはり別の人を探した方がよいと思います。経験量が多くても少なくても，それぞれよい点と悪い点があります。経験量が多いということは効果がより大きいと考えることもできますが，卒業したばかりのセラピストの方がその分野におけるより最新の情報を持っているということもあり得ます。最終的には，あなた自身がくつろいだ気持ちで向き合うことができ，信頼できるセラピストを見つけることに尽きるでしょう。

　最後に，あなたをプログラムにどう関与させていくつもりか，その計画についてセラピストに確認しておきましょう。それを尋ねられて驚くようなら，あなたにふさわしいセラピストではないと考えるべきです。アルコール乱用者だけでなく，アルコール乱用者の環境も変えるために，本人だけでなく，あなた（必要があれば他の家族も）とも一緒になって問題に取り組んでくれる人でなくてはなりません。他方を変えずに一方だけ変える方法では，治療の成功はおぼつかないでしょう。

絶好のチャンス

　本人がその気になったときのために治療の下準備をすることができたら，次は絶好のチャンスが訪れるのを待ちましょう。まちがっても，家に飛んで帰ってきて，「すばらしい治療計画を見つけたわ！」などと知らせたりしてはいけません。すでに試したことがある人なら，どんな反応が返ってくるかはよくご存じかと思います。

治療を受けるという提案が拒否されることなく，その提案に対して心を開かせやすくするには，意欲が最高潮に達する瞬間を待つ，というのが最良の方法です。その瞬間とは，具体的には，アルコール乱用者が自己嫌悪に陥っている瞬間や，あなたたち二人の仲がうまくいっていて，乱用者本人があなたを喜ばせたいと思っているときなどです。あなたほどアルコール乱用者のことをよく知っている人間はいないわけですから，治療を受け入れてくれそうな瞬間を見逃さないようにしましょう。

　あなたはすでに，アルコール乱用者へのかかわり方を改善するために，慎重に変化の計画を立てながら，計画どおりに実行すべく練習を重ねてきました。あとは，治療を提案する絶好のチャンスを見つけることです。そのためには，これまでと同じようにやはり慎重に考えなくてはなりません。先ほどもいったように，アルコール乱用者のことはあなたがいちばんよく知っているわけですから，どのような瞬間を待つべきかを，私たちが教えることはできません。しかし，実践課題22の質問であなたの思考を誘導しておきたいと思います。この実践課題に取り組んだリンダは，ロンがセラピーを受けるという提案を受け入れてくれそうな状況がいくつか存在すると気づいて，驚くとともに，喜びました。例に記載されている答えを見て，あなたも自分のノートに同じようにやってみてください。

実践課題22 ── チャンスをつかむ

1. アルコール乱用者が，治療を受けるという新たな試みに挑戦してくれそうなのは，どのようなときでしょうか？
　　　⇨ おそらく，リラックスして語り合っている夜の終わりごろ。
2. 一日のうち，本人が最もリラックスしている時間帯はいつでしょうか？
　　　⇨ 深夜。
3. 大切な人が治療に関する話し合いに一番心を開いてくれそうなのは，あなたたちが二人きりのときでしょうか？　それとも，他に誰かいるとき？　もしも他の誰かがいるときだとしたら，それは誰でしょうか？
　　　⇨ 二人きりのとき。
4. アルコール乱用者が治療に最も前向きになりそうなのは，数日お酒を飲んでいないときでしょうか？　それとも，多量に飲酒した後の身体不調に苦しんでいるときでしょうか？
　　　⇨ たぶん二日酔いのときだと思う。
5. アルコール乱用者があなたの提案に心を開きやすいのは，しばらくけんかをしていないときでしょうか？　それとも，けんかの後の仲直りをしたときでしょうか？

⇨ しばらくけんかをしていないとき。
6. あなたの大切な人は，二人の関係を維持するためであれば，治療を受けてくれそうでしょうか？（これは私たちが「裏口（backdoor）」アプローチと呼ぶ手法で，その目的は，二人の関係性を改善することにありますが，結果として，アルコール乱用者の健康や態度が改善される，というものです）
　　　⇨ 関係ないと思う。
7. 過去，大切な人に治療を受けさせようとしたときのことを思い出してください。何がうまくいき，何がうまくいきませんでしたか？
　　　⇨ 説得やけんか，怒鳴ったり，けなしたりした。いずれもうまくはいかなかった。

　治療を提案しやすそうに思える状況（や本人の機嫌）がいくつか思いついたら，頭のなかで複数のパターンを想像してみてください。どのような状況で，あなたは何をいい，本人がどう反応するかなど，できるだけたくさん，そしてくわしく想像してみます。じっくりと考えてください。本人が積極的な態度を示したとしたらあなたは何といい，消極的な態度の場合には何といいますか？　要するに，「計画！　計画！　計画！」です。
　たとえば，あなたが，自分の前で醜態をさらした本人が，その後ひどく罪悪感を覚えているのに気づいたとしましょう。そのタイミングを見計らって，あなたは治療を勧めることにしました。その際，二人の会話は以下のようなものになるでしょう。

　　アルコール乱用者——あのときは理性が働かなかったんだ。本当にごめん。埋め合わせのために何かできることはないかな？
　　あなた——実は，ひとつあるの。あなたにそんなつもりがなかったのはわかっているけど，やはり私は傷ついたわ。こんな状態から抜け出すのを助けてくれるセラピストがいるの。一緒に試してみてくれないかしら？
　　アルコール乱用者——そうだね，わかったよ。
　　あなた——どうもありがとう。いまから電話をかけてセラピーの予約するわね。

もしもアルコール乱用者が難色を示したら，以下のように答えるとよいでしょう。

 あなた──役に立つかどうか，1〜2回だけ行ってみるのはどうかしら。どうしても好きになれなければ，やめればいいじゃない。
 アルコール乱用者──わかった。でも，何も約束はしないよ。
 あなた──それで十分よ。やってみようと思ってくれてありがとう。本当にうれしいわ。

 どのみちアルコール乱用者は，自分が気に入らなければ，勝手に治療をやめてしまうはずです。ですから，治療を無理強いしても，ほとんど意味がありません。どこでいつ何をするかをコントロールできるのは，あなたではなく，あなたの大切な人の方です──そのことを認識してください。実際，何かを無理強いされると，人はふつうその真逆をやりたくなるものです。しかしその一方で，治療につながったアルコール乱用者が，セラピストと話すなかで自分の抱いていた不安が和らぐと，その人は治療の継続を受け入れるようになるものです。そのことを私たちは経験からよく知っています。その意味では，最もむずかしいのは最初のきっかけを作ることなのです。
 治療を受けたいかどうかを，アルコール乱用者本人に尋ねないでください。大事なのは，あなたの意見を伝えることです。意見をいう際には，頭ごなしの態度ではなく，愛情と責任の共有を示すようにして，ありのままの事実を淡々と語るようにします。本人の「欠点」を直そうとするのではなく，二人の人生をよりよいものにしたいと伝えるのです。以下に例をあげます。
 土曜日の朝，あなたとあなたの大切な人は家にいます。本人は昨晩お酒を飲みましたが，二日酔いにはなってはおらず，機嫌もよさそうです。朝ごはんに好物を作ってあげながら，共通の趣味について話をして気分を盛り上げます。本人の機嫌もよいままであり，あなたは「いまこそチャンス」と思って，次のような会話をしてみます。

 あなた──今朝は本当に平和な朝ね。静かでよい雰囲気だわ。
 アルコール乱用者──そうだね，平和な朝だね。
 あなた──最近ちょっと考えていたの。私たちの関係はうまくいっているけど，もっとよくするにはどうしたらいいかって。あなたのことがとても大切だから。
 アルコール乱用者──僕も君のことは大切だよ。

> あなた──私，いろいろと気持ちを整理するためにセラピストのところに通っているのよ。おかげで助かっているわ。
> アルコール乱用者──セラピストのところに通っているなんて知らなかった。いったいどうしたんだ？
> あなた──大切なあなたとの生活を幸せなものにするために，できることは全部やりたいと思って。二人でもっと幸せな生活を送りたいと思わない？
> アルコール乱用者──もしかしてあのことについて話しているんじゃないだろうな。今朝はうまくいっているじゃないか。どうしてそっとしておけないんだ？
> あなた──最高の状態にしたいだけなのよ。私のセラピストに会いに一度だけ一緒に来てくれない？　二人のために。
> アルコール乱用者──夫婦カウンセリングのたぐいか？　そんなくだらないもの必要ないよ，僕らはうまくいっているんだから。
> あなた──うまくいっているわ。でも，もっとよくすることができる。一度行ってみるくらいなら，なんともないんじゃないかしら？
> アルコール乱用者──わかった。この話はまた後で。

　この会話は，二人のやりとりを前向きな状態に保ちながら，対立を避けるという方法のよい見本です。流れに逆らわない，ということを忘れないでください。本人がその話題を拒否したら無理強いはしないようにしましょう。こうして一度きっかけを作っておけば，次の機会に話題を持ち出しやすくなります。本人が援助を受け入れるまでには，あと何回かの話し合いの場が必要かもしれませんが，その話題になってもけんかにならないようにさえしておけば，本人が同意するまで何度でも持ち出すことができます。

　状況によって，要求の水準を上げることもできます。本人の拒否反応が弱まっているのに気づいたら，もう少し強引に出たり（けんか腰になるのではありません），いつもよりも大きな報酬を約束したりするのもよいでしょう。もちろん，逆に要求を下げて，「一緒にセラピーに来て」ではなく，「一度だけ来て」とか，「どんなものか知るために一度電話でセラピストと話してみて」などと変更してもかまいません。これまであなたのことをあまりにたくさん話して聞かせたものだから，私のセラピストはあなたに会いたくなったみたいよ，という言葉で誘うことができるかもしれません。絶好のタイミングをつかんでアルコール乱用者を誘い出すために，できるだけの想像力を働かせましょう。

私たちは，長年にわたって多数の患者の治療に携わるなかで，いくつかの成功率の高い方法を見つけました。以下1～10にまとめましたが，毎回繰り返しいっているように，あなたにとってそれが適切かどうか，ひとつずつ慎重に判断してください。ただし，最初の二つの提案は誰にでも当てはまります。

1. 安全第一。どれほど注意深く治療の提案を計画したとしても，アルコール乱用者が暴力的な気配を見せたら，ただちに計画を中止してください。話題を変え，本人を落ち着かせ，次の機会のためにも，それ以上はよけいなことをいわないようにしてください。別の機会が必ず訪れますので，今回の出来事をうまく利用する方法を考えましょう。
2. あなたが選んだセラピストやプログラムが，アルコール乱用者にとっても安心できるものかどうか，きちんと確認しておきましょう。たとえば，無神論者のアルコール乱用者に対して宗教色の強いセラピストを手配したり，社交不安障害にも罹患しているアルコール乱用者に対してグループ療法を手配したりすることがないようにしてください。あなたの大切な人にとって相性のよいセラピー／セラピストを見つけてください。しかしその一方で，どんなに相性がよさそうなセラピーを手配しても治療プロセスは決して容易ではないということは，あなた自身も本人もこころしておく必要があります。変化とは厳しいものです。目標は幸福であり，価値あるものには対価を支払わねばならないものなのです。
3. もしもあなた自身がセラピーを受けているなら，アルコール乱用者にそれを伝え，一緒に参加してくれるよう頼むのもよいでしょう。しかし，PIUSコミュニケーションを用いた，前向きな誘い方をすることを忘れないようにしてください。たとえば，「最近苦しいことが多いからセラピーを受けているの。私を助けると思ってあなたにも来てもらえるとうれしいんだけど……。セラピストもあなたに会いたいと思うわ」などというようにします。
4. あなた自身がセラピーを受けている場合には，もうひとつの方法があります。それは，セラピストから本人に電話をかけてもらい，診察に同席してくれるよう頼んでもらうやり方です。この場合もやはり，セラピストには，同席の目的として，「患者の人間関係を知るためには，その患者にとっての大切な人に会う必要がある」など，

本人にとって肯定的な理由を説明してもらうようにします。また，セラピストが本人を誘う際には，「一度だけ診察に来てください」といってもらうとよいでしょう。診察がうまくいき，アルコール乱用者が安心できたようであれば，2回目の診察に誘ってもらうようにするわけです。

5. あなた自身がセラピーを受けていない場合には，「私と一緒にセラピストのところに相談に行ってくれないか」と尋ねるとよいでしょう。すべてをアルコール乱用者のせいにする（「あなたは酒飲みだから治療が必要だ」）のではなく，二人の関係をよいものにし，一緒に幸せに暮らすためなら何でもする，というあなたの意欲を強調しましょう（「この結婚生活で，私はあなたの伴侶としてもっとよい存在になりたいと思っているから，一緒にセラピストのところに来てくれるとうれしい」）。

6. アルコール乱用者が，あなたがプログラムに参加していることを知っているにもかかわらず，治療を拒否した場合，本人のために予約した日付を書いたカードを渡しておくとよいでしょう。この方が口頭で誘うより効果があるものです。予約を守らなかったとしても，後でまた話し合い，可能そうなときを見計らって再予約することができます。

7. 効果的で面白そうな新しいプログラムがあるらしいから一緒に行ってみない？　とシンプルかつストレートに誘ってみるのもよいでしょう。

8. あなたの大切な人が身体を壊したことがあるなら，「あなたの健康が心配だから，身体の問題だけでもいいから，診察を受けてほしい」と伝えましょう。

9. 相手の愛情に訴えかけましょう。職の安定，子ども，結婚，性生活，本人の健康などのために何らかの支援を受けてほしい，と伝えましょう。いちばん大切なものを失うかもしれない，という恐怖は，変わるための最も大きな動機となる場合が少なくありません。

10. アルコール乱用者が治療を拒否しつづけている場合，治療というものについてどのような考えを抱いているのか，話し合ってみるとよいでしょう。つまり，治療を勧めるのではなく，どんな状況なら治療が適切だと考えているのかを尋ねるのです。この会話からは何の進展も得られないかもしれませんが，現状について二人が冷静に話

し合い，見解の一致点や相違点を比較する，よい機会になるはずです。大切なのは，アルコール乱用者の意欲を高めるポイントを見つけることです。たとえば，結婚生活がいまくらいの水準維持できているかぎり，自分は何も変える必要などない，と本人は思っているのかもしれません。あるいは，もしかすると，自分の飲酒によって苦しんでいる人は誰もいないと思っているかもしれません。いずれの場合も，PIUSコミュニケーションを用いて正しい情報を本人に教える，絶対のチャンスとなるでしょう。

クリニックを訪れる人たちはしばしば次のような不安を訴えます。すなわち，私たちが指示するようにすべての用意を整え，事前に治療を手配したことをアルコール乱用者が知ったら，本人は自分が操られているように感じ，嫌な気分になるのではないか，と。しかし当初から私たちは，アルコール乱用者に対して正直であるようにと勧めてきたはずです。すでにあなたは，これまでの生活に取りあえず満足しているふりをするのをやめたはずです。そして本人に，「あなたの失敗の尻拭いをこれ以上してあげるつもりがない」こと，さらには，「どのような状況であればあなたと一緒に楽しくすごすことができると考えているか」ということを伝えているはずです。しかし，それだけではありません。そのような話し合いを通じて，おそらく本人は，あなたがセラピーを受けていることや，あなたが自らの成長を通じて二人の関係をよりよいものにしたいと望んでいることに気づいているはずなのです。あなたが治療を受けており，セラピストが問題を解決する手伝いをしてくれていることをきちんと話してください。そして，セラピーに一緒に行ってくれるよう誘ってください。それができたら，事前にセラピストに相談しておき，セラピーの際に自分が先に出て，その後に本人がひとりで診察を受ける時間を作ってもらったり，あるいは，セラピーの最中にその人「自身の」セラピストを見つけることを提案してもらったりするように，手はずを整えておきましょう。やり方はいくつもあります。本人がその気になったときに備えて検討を重ねてきたあなたの愛情，それが土台にありさえすれば，操られていると本人が感じる可能性は低いはずです。もしも本人が怒った態度を見せたら，身を引いて，プレッシャーを与えるつもりはない——ただ，選択肢をたくさん準備しておいてあげたかっただけだ，と伝えましょう。

第11章 治　療 *Teatment*

チャンスを逃してしまったら

　絶好のチャンスを得るために慎重に，そして粘り強く進めてきた計画をもってしても，アルコール乱用者のせいでチャンスが失われてしまう可能性はあります。すべてが完璧に進み，二人がともに前向きな気持ちになったとき，あなたが愛情を持ってはっきりと話題を持ち出したにもかかわらず，アルコール乱用者は怒りを爆発させてしまう。あるいは，ようやく誘い出すのに成功し，セラピストの待合室で待っているときに，アルコール乱用者が急に怖じ気づいて待合室を飛び出してしまう。そのような場合，あなたはどうしますか？　簡単なことです。そこにたどりつくまでにしたことと同じことをもう一度繰り返すのです。検討してくれたことについて本人に感謝し，あなたにとって本人がどれほど大切で，お酒を飲んでいない本人と一緒にすごすのがどれほど楽しいのかを伝えます。そして，またチャンスが訪れるのを計画し，待つのです。機会は必ずまた訪れます。

　チャンスは訪れては去り，訪れては去り，そしてまた訪れるものです（そのたびに新鮮な空気を身にまとって）。いったんは引きさがらなくてはならないとしても，大丈夫です。どれほど短いあいだであっても，機会が訪れたということは，要するに，不可能ではないということを意味します。このプログラムを実践した人のほとんどが，少なくともアルコール乱用者が治療を試すところまで誘い出すという段階までは成功しています。これは旅だということを忘れないでください。変化には時間と，改善にはプロセスが必要です。アルコール乱用者に治療を受けさせるには，繰り返し努力することは必要ですが，必ず実現します。

治療を支えるということ

　大切な人が治療を受けるようになったら，これまで取り組んできた新しいコミュニケーションのとり方を継続することが大切です。実際，今後あなたのサポートはますます必要になるでしょう。積年の習慣を変えることのむずかしさや，弱気になって昔馴染みのパターンに屈してしまうことのたやすさは，あなたもこれまでの経験からよく知っていることでしょう。いまや，変わることのむずかしさに加えて，本人は，薬物（複数の場合もある）使用の中止に伴う心身への影響とも戦わなくてはならないわけです。それを想像してみてください。ものすごくしんどいはずです。

　環境が変わらないのに自分だけが変わらなくてはならないというつらさから，治療をあきらめてしまうアルコール乱用者は少なくありません。これまでにあな

161

たは，アルコール乱用者の環境に大きな変化を起こしてきました。今後も報酬を与え，PIUSコミュニケーションを用い，飲酒や口論，その他のやっかいな状況につながる引き金やパターンに注意しつづけることが，きわめて重要です。ここから先のあなたの役割は，あなた方二人のコミュニケーションの改善に継続して取り組み，治療を支えてあげることです。アルコール乱用者を「治して」もらうために治療施設に送り込んだらそれで仕事は終わり，ではありません。積極的にサポートし，必要ならともに患者として治療に参加してほしいと思います。

あなたの役割は，本人が参加しているプログラムの種類によって多少の違いがあるでしょう。治療の目的は，飲酒問題の解決だけではありません。私たちはあなた方が，飲酒行動をより健康的で生産的な行動パターンに置き換えることを目的とした治療プログラムに，参加されることを期待しています。カップル療法のスタイルをとっていない場合に，あなたがセラピストと話をしたいときには，必ず本人の了解を得るようにしてください。そしてセラピストに，大切な人の手助けをするために自分に何ができるか，尋ねてください。何なら，アルコール乱用者自身に尋ねてもかまわないでしょう。ひとりでは思いもつかないような手助けの方法があることに気づかされ，驚くかもしれません。

どのような治療アプローチを利用しているにせよ，治療を支える方法として共通しているのは，次の二つです。ひとつは，治療の障害を取りのぞくことであり，もうひとつは，治療に参加しつづけることに対して報酬を与えることです。あなたが育児の負担を引き受けてあげること，交通手段が確保できていること，セラピーの時間に他の予定を入れないですむようにしてあげること，そして，他の考えられる障害をすべて取りのぞいてあげること――このような工夫で，治療を継続しやすいようにしてあげましょう。そして，本人の努力を，あなたがどれだけ誇らしく感じていて，満足し，感動し，喜び，そして感激しているかを伝えてあげてください。以前がどれほどひどかったかにこだわることはやめましょう。前向きな変化と明るい未来に目を向けるのです。つまり，可能なかぎり治療を受けやすくしてあげるわけです。

医療機関の助けが必要なとき

原則としてアルコール乱用者の治療は，資格を持つ精神保健の専門家（臨床心理士，医療ソーシャルワーカー，アルコール問題専門カウンセラー）によって行われます。こういった職種の人たちは，アルコール乱用者の援助経験が豊富にあります。ただ，場合によっては，医師や精神科医などの医療の専門家による援助

が推奨されます。

　あなたの大切な人が大量のアルコールを飲酒しているのならば（何週間も継続して，日本酒換算にして一日5〜6合［純アルコール量 約100〜120g／日］以上の飲酒），離脱症状に対して医学的な解毒治療が必要かもしれません。その点については，あなたのこれまでの経験にもとづいて判断してください。過去にアルコールや薬物をやめようとしたときに離脱症状の出現があったのならば，今回も医学的な解毒治療が必要になるでしょう。一般に，解毒には3日から5日程度の期間を要し，重症度や，その地域で利用できる資源によって違いがありますが，通院か入院のいずれかで行います。解毒期間中は医療スタッフが監視し，幻覚や振戦，けいれん発作など，最終飲酒から数時間後よりはじまる離脱症状に対して薬物療法を行います。しかし，心理的な離脱症状は身体的なものよりずっと長くかかるということを覚えておきましょう。アルコールを手放し，新しい生活スタイルに合わせようとすることから生じる精神的ストレスに対処するには，心理療法が不可欠です。身体的な離脱症状を乗り越えることは，治療全体から見ると，ほんの第一歩でしかありません。

　また，肝機能障害（腹部の膨隆，皮膚や目の黄疸，あるいは，創傷治癒の遅れなどが発見の手がかりとなります）や複数の薬物使用，また，精神科薬物療法を必要とするような精神医学的障害の既往がある場合にも，医療専門家による治療が必要になります。しかし，医療が必要な事態は，決してこのかぎりではありません。大切な人の健康状態や，アルコールを手放す際のストレスへの抵抗力に不安がある場合には，医師に相談するようにしてください。

他の家族に対する援助

　アルコールによる悪影響は，おそらくあなた以外の家族にもおよんでいます。したがって，家族療法や，他の家族に対する個人療法が必要とされる場合もあります。アラノンでは，このような家族に対するサポートや，同じような状況を体験した人たちや現在同じような状況にある人たちとのわかち合いができます。アラノンは，たくさんの地域にあるので，ぜひ電話帳で調べてみてください。

攻撃をかわす

　大切な人が治療を受けるようになったことを喜ぶのはけっこうなのですが，本人にとっては非常に厳しいプロセスだということを忘れないでください。彼らは治療を開始したことに対する，当初の満足感が薄れた頃（数時間から数日）をすぎると，古きよき友人を手放してしまった，という事実に打ちのめされます。あまりのつらさに，あなたに八つ当たりすることもあるでしょう。なぜなら，この変化のプロセスがはじまったのは，元を正せば，あなたがアルコール乱用者との生活に不満を感じたからなのです。その責任を受け入れ（心のなかでは自画自賛しながら），たえず目標を念頭に置きましょう。いつの日か，あなたにふさわしい生活を手に入れるためなら，一時的な反感くらい我慢できるはずです。もちろん，身の安全だけは守り──警戒を解くのは時期尚早です──いままで練習してきたすべての方法を活用しつづければ，あなたは必ず乗り越えられます。そして，あなたの大切な人も。

　もうひとつ忠告しておかなくてはならないのは，治療をつづける人よりはやめてしまう人の方が多いということです──少なくとも，治療開始直後は。アルコール乱用者が最終的な決断をするまで何度も治療を中断しては再びはじめる，というのは，きわめて一般的な現象です。あなたの大切な人が治療をすぐにやめてしまったからといって，がっかりすることはありません。

　あなたがこれまでに起こしてきた変化は，すでに成功の実を結んだのです。ですから，治療から脱落したからといって，その成功がすべて無効になることはありません。あなたは自分の人生をよりすばらしいものにするための努力をつづけ，大切な人の非飲酒に対して報酬を与えつづけましょう。もちろん，自分自身のケアと，アルコール乱用者自身には飲酒したらそれに対する責任を負わせることを忘れないでください。何度も繰り返し挑戦しなくてはならないかもしれませんが，あなたの大切な人が変わる可能性は大いにあります。それまでは，あなたが達成した肯定的な変化に注目し，それを満喫してください。

　この先いつか，できることはすべてやった，もうこれ以上挑戦したくない，と思うことがあるかもしれません。さまざまな努力にもかかわらず，アルコール乱用者が変わらないようであれば，二人の関係に終止符を打つかどうかの決断が必要になるでしょう。そのときには，変わることができないのなら別れる，ということを本人に伝え，治療を受けさせる最後の手段としてその決断を利用してください。しかし，その脅しは必ず実行しなくてはなりません。そうでなければ，その先，説得力がなくなってしまうからです。

第11章 治 療 *Teatment*

行動の概要

　すでに述べたとおり，この段階であなたが達成しなくてはならないことのうち，最も重要なのは，大切な人が治療に興味を示した際にすぐさま治療を手配できるように，前もって準備をしておくことです。治療を受けることへの同意を得たら，24時間から48時間以内にアルコール乱用者をセラピストのもとに連れて行かなくてはなりません。私たちは，自身の臨床経験から，治療のタイミングを逃さないためにはその時間以上引き延ばしてはダメだ，ということを学びました。実をいうと，「治療が必要だ」と口にしたその瞬間から，やる気はどんどん減っているのです。寄せては返す波のように，頂点に達しているのはほんの短いあいだだけなのです。その波をすばやくつかむことができれば，うまく波に乗れる確率も高くなります。

　作成した飲酒行動マップを見て，最も治療を受け入れてくれそうなタイミングを見きわめ，絶好のチャンスが訪れるのを注意深く待ちましょう。そして，チャンスが訪れたら，PIUSコミュニケーションを使い，愛情深く，しかし断固とした態度で治療を勧めてください。同意が得られることを前提に話し，しかし，拒否や怒りが見えたらすぐに中止しましょう。波はいったん引いても必ずまた寄せてきます。安心して待ちましょう。サーフボードから落ちるたびに，どうすればもっと長く乗っていられるかを学ぶことができるのと同じように，けんかにならずに治療に関する話題ができる場面を重ねるたびに，大切な人が治療に同意し，実際に治療がはじまる日は近づいているのです。

要　　約

- 治療効果が実証された，きちんとした治療プログラムを選ぶ。「行動療法」，「認知行動療法」，「ソーシャルスキルトレーニング」といった言葉で表されるプログラム，そして，変化のプロセスにアルコール乱用者の大切な人を関与させるプログラムがお勧めである。
- 本人が同意したらすぐさま実行できるように，事前に治療プログラムを準備しておく。
- 治療の提案に対し，本人が受け入れてくれる確率の高いタイミングを同定するために，飲酒行動マップを活用する。

キャシーとジム：チャンスを作る

　キャシーは，ジムの飲酒に関するマップを作り，さまざまな状況に対処する方法を事前に計画する習慣を身につけました。すると，彼女の周辺でいろいろとよいことが起こりはじめました。ジムはまだ毎日たくさんお酒を飲んでおり，それに伴う問題も依然として数多くありましたが，仕事を終えたジムがまっすぐ帰宅し，しらふのままキャシーと一緒にすごす時間は確実に増えていました。また，下の子どもたち二人と親子水入らずですごす時間が増え，土曜日の午後には，テッドを連れてピザとゲームに出かけるようになりました。さらに，キャシーが毎週木曜日の夜は妹と出かける予定を入れたため，ジムはその日は帰宅して子どもたちの面倒を見ることを承知してくれました。もちろん，必ず時間どおりに帰ってくるわけではありませんでしたが（その場合には，キャシーは子どもたちを実家の母か，近所の人に預けて出かけました），取りあえずその責任は引き受けてくれたのです。

　生きることに価値などないと思っていた頃に比べれば，キャシーの生活は大幅に改善されたといってよいでしょう。しかし，ジムの飲酒はまだつづいていました。確かに，テッドと出かける午後を楽しみにしていたり，木曜の夜，子どもの世話をする責任を引き受けてくれたりはしたものの，やはりまだ酔っぱらって帰宅したり，テッドと出かける前に缶ビールを開けてしまったりすることがありました。そんなときには，キャシーは子どもを乗せて運転することを許さず，そして，ジムは怒って，お酒を飲みに家を飛び出してしまうのでした。それでもなお，キャシーは以前よりは自分の人生に対する主導権を握ることができたと感じました。事実，家庭の喜びを再発見したジムがしらふでいる時間も増えてはいました。

　キャシーは，治療を受けることに対してジムが最も心を開いてくれそうなタイミングをリストアップしてみました。土曜に酔っぱらってしまいテッドを連れて出かけることができなかった翌日の朝，ジムはきまってひどい罪悪感に苛まれていました。しきりに謝っては，罪滅ぼしのために一日中お酒を飲まないよう気をつけていました。そのタイミングがひとつの可能性でした。もうひとつの可能性は，木曜の夜，酔っぱらって帰宅するジム宛てに，「子どもたちが残念がっていたわよ」と書いたメモを残して実家の母親に子どもを預けた翌日，金曜日の朝です。キャシーは，それが治療について提案する最適なタイミングだと考えました。

　このように絶好のタイミングを同定したキャシーは，「そのとき」を待ちながら準備を整えました。まず，自宅からほど近い場所に優秀なセラピストを見つけ，ジムが同意したらすぐに予約を入れてもらえるよう手配しました。その女性セラ

ピストは，再飲酒防止のための対処スキル向上と生活の再構築に焦点を当てた，認知行動療法を専門とする臨床心理士でした。セラピストはキャシーに，ジムの治療チームに積極的に参加するように求めました。うれしさのあまり興奮したキャシーは，さっそく自分自身のために2回ほどセラピーの予約を取りました――半分はセラピストとよく知り合うために，そして，もう半分は自分の気持ちを盛り上げるために。

　ようやくそのときが訪れました。ジムが土曜日を台なしにしてしまったことを謝っているときに，キャシーはこういいました。「ジム，子どもたちのためにも，そして，私たちのためにも，あなたが頑張ろうとしているのはわかっているわ。それは私も同じ気持ちよ。実は，最近私は，とても優れたセラピストのところに通っていて，おかげで気持ちをコントロールするのがとても楽になったの。きっとあなたにも喜んで会ってくれると思うし，あなたの役にも立つと思うんだけれど。私は明日予約を取っているの。もしも一緒に来てくれて，彼女と話をしてくれたら，きっと私たちの家族にとってプラスになると思うわ」。キャシーは，ジムにほんの少しでも怒りの兆候が見えたらすぐ手を引くつもりでした。しかしジムは，「そいつがいるのは，頭のおかしい奴らが入院する精神病院か？」とか，「俺の頭をどうかするつもりか？」などと質問してきたので，キャシーは内心喜びました。ジムが精神科医に興味を持ってくれたことをうれしく思いつつも，キャシーは，セラピストとはただ話をしているだけだと教えました。「セラピストはね」とキャシーはつづけました。「自制心を失ってめちゃくちゃになってしまうことがないように，自分の感情をコントロールする方法とか，あなたとうまく付き合っていく方法を一緒に考えてくれるの」。その日の午前中，ジム自身が，まさにこの「自制心を失う」という，同じ問題についてキャシーに謝罪していたわけです。キャシーはそこをうまく利用したわけです。その日，ジムはセラピストに会うことに同意しました。キャシーはすぐさまセラピストのオフィスに電話をかけ，その留守番電話サービスに，「月曜日の午前，事前に約束してあった時間に二人で伺います」とメッセージを残しました。

　キャシーは大喜びでしたし，ジムは「頭のおかしい奴」みたいに振る舞わないよう気をつけていたため，その日は一日素敵な日になりました。キャシーは，その日お酒を飲まなかったジムに対して，「しらふでいてくれることがうれしい」とことさらに愛情表現をしました。

第12章
再発防止

Relapse Prevention

カーリーンとピーター

カーリーンは行動を変えるスキルとPIUSコミュニケーションを学び，最近，それらのスキルをピーターに対して実践してきました。すると，その数カ月のあいだでピーターの飲酒量は大きく減り，それだけでなく，ピーターは定期的にAAミーティングに参加するようにもなりました。見たところ，ピーターは飲酒の習慣をやめたいと心から願っているように感じられました。しかしそれにもかかわらず，ピーターは，ほぼ3〜4週間に1回のペースで深酒を繰り返していました。大抵は，仕事で嫌なことがあったり，お金のことでカーリーンとけんかしたりしたのが，再飲酒のきっかけになっていました。カーリーンは，彼の非飲酒行動に報酬を与えたいという思いと，飲酒をするたびに裏切られたと感じる感情とのあいだで葛藤し，煩悶していました。確かに状況は以前よりは改善されていましたが，それでもやはり不安は尽きない毎日でした。

ついに最後のステップまで来ました。これで，「それから二人はずっと幸せに暮らしました」というハッピーエンドだと思いますか？　いいえ，そうではありま

せん。そんなことが起こるのは白雪姫と王子様の物語だけです。私たちが暮らしているのは現実世界です。よいときもあれば，悪いときもあります。この世界では，苦しみを乗り越えて，一歩一歩前進していかなくてはなりません。

　ご存じのとおり，現実の暮らしは浮き沈みがいっぱいあります。沈んでばかりの人とそうでない人の違いなど，しょせんは**見方次第**でどうとでも変わってきます。たとえば，本人がアルコールを乱用しており，その困難な人間関係を何とか生き延びるのに，ほとほと疲れ切っている人がいるとしましょう。その状況を，「つらい」，「もはや何の希望もない」と捉え，よりよい生活を手に入れるのをあきらめてしまうこともできますし，逆に，解決すべき問題を見つけ，その解決方法を見出すことに精力を傾注することだってできます（ここまで頑張ってきたあなたならば，後者の気持ちはよくわかるはずです）。事実，人生における真の勝者とは，問題が発生したときこそ，**チャンス到来**だと考えるものです。何かうまくいかないことがあったり，誰かのせいで問題が生じたりしても，それ（その人ではなく，その人の行動）を分析し，問題が起こった原因を見つける作業を行えば，物事や人がどう作動するのかについての見識をさらに深める，よいチャンスを手にすることができるわけですから。

ラプス（一時的なつまずき）

　人は誰でも失敗します。歩き方を学んでいる人でも，減量を試みている人でも，コミュニケーション方法を変えようとしている人でも，そしてアルコール乱用をやめようとしている人でも，誰にもまちがいはあるものです。これは生きていればごく自然なことです。

　行動を変えようとしている人がまちがいを犯すとき，その失敗を「ラプス（lapse：一時的なつまずき）」といいます。変化のプロセスにおいて，ラプスは想定内の出来事です。たとえば，3週間断酒してきたアルコール乱用者がうっかり飲酒してしまう，あるいは，再び挑戦的な話し方をしてしまっている自分に気づくといった現象です。なるほど，ラプスとは実に腹立たしいものですが，あなたの見方次第では，それは大失敗にもなりますし，チャンスにもなります。

　あなたとあなたの大切な人が何か計画を立て，そして，その計画が失敗に終わるたび，あなたたちはもう少し自分自身をよく知るためのチャンスを手にしています。行動は，他の出来事と無関係に起こるものではありません。計画したとおりの行動がとれなかったということは，必ずそこでつまずいてしまったきっかけがあるはずです。ラプスが起こった状況を見直して，そのきっかけを見つけましょ

170

う。たとえば，行きつけの中華料理屋で家族そろっての夕食を計画していたのに，5週間も断酒していた息子が，突然，酔っぱらってやって来たとします。どうしようもない大失敗だと思うかもしれませんが，まずは，そのラプスを引き起こした要因を一緒に分析し，同定しなくてはなりません。たとえば，ここ数日ガールフレンドとの関係がうまくいっていなかったせいで落ち込んだあまり，「人生はなんて不公平なんだ。どうにかして気分をよく"しなくてはならない"」と考えてしまったのかもしれません。しかし，その日にかぎって親友は出かけてしまっていて近くにおらず，話し相手が誰もいなかったのかもしれません。そうであったなら，今後，同様の状況に陥ったときには，あなたやAAのスポンサー，仲のよい伯父さんに電話をするように約束させる，といった対策をとればよいでしょう。どのような対策を練るにせよ，飲酒してしまったことを失敗と捉えず，自分自身をもっとうまく管理する方法を学ぶための，ごくあたりまえのプロセスである，と考えることが重要です。そして，これまで5週間も断酒できたことや，その結果得られたよい変化に目を向けましょう。あなたたちが着手したこのすばらしい変化に，一時的なつまずきが暗い影を落としてしまうことがないようにしましょう。

　ラプスを学習のチャンスにするための方法を，あなたはもうすべて知っているはずです。あなたは自分の行動をふりかえる方法も知っているし，二人のあいだのやりとりをマップにして分析する方法も知っています。事前に計画を立てること，そしてリハーサルすることの重要性も知っています。あとは――まだ身についていないようなら――あなたの分析スキルを十分生かせるだけの時間，ラプスに対する感情的な反応をコントロールする方法を手に入れることだけです。

ハイリスクな状況

　ラプスに対して過剰に反応しないようにするには，それを予期し，心の準備をしておくことが重要です。もちろん，あなたやあなたの大切な人を古い習慣に逆戻りさせるきっかけとなる状況を，すべて事前に知っておくことはできません。しかし，よく考えてみると，自分で思い込んでいるよりは予測できるものなのです。相手の飲酒に対する反応の仕方をこれまでどう変えてきたかを思い起こし，その新しいやり方を実行するのが特にむずかしいのはどの状況なのかを考えてみてください。その状況こそが，新しい行動の維持をむずかしくする，「ハイリスクな状況」です。実践課題23では，あなたにとってのハイリスクな状況を突き止める作業をしてもらいます。実際，カーリーンはこれに取り組むことで，自分をイライラさせる状況を予測するのは思ったよりも簡単であることに気づきました。

以下に示したカーリーンの答えを参考に，あなたも自分のノートに同じように
やってみてください。

実践課題23──ハイリスクな状況を特定する

1. どのような気分のときにラプスしやすいですか？
   ⇨ 落ち込んでいたり，自己憐憫に陥っていたりするとき。心の状態がネガティブなときはほとんど。
2. 新しい行動パターンを維持する自信が，最もなくなってしまう時間帯はいつですか？
   ⇨ 一日の終わり，仕事の後。
3. どんな場所が特にむずかしいと感じますか？
   ⇨ 特になし。
4. 新しいパターンを維持するのが困難になるのは，どんな人が周りにいるときでしょうか？
   ⇨ 私がピーターと話そうとしているのに，子どもたちが走り回っているとき。
5. 平日と週末とで，特にむずかしいと感じるのに違いはありますか？
   ⇨ 特になし。
6. 最もコントロールを失いそうになるのはどんな状況でしょうか？
   ⇨ ピーターが酔っぱらい，明らかにその状態で運転して帰ってきたとき。
7. 相手のどのような気分が，あなたにコントロールを失わせそうになりますか？
   ⇨ 彼が酔っぱらっているとき。
8. あなたをイライラさせる相手の言動，あるいは声のトーンはどのようなものですか？
   ⇨ 酔っぱらったときの，とげとげしい声。
9. 相手のどのような態度があなたをカッとさせますか？
   ⇨ 飲酒運転。
10. 体調がすぐれないときに，困難に負けそうになることはありますか？
    （たとえば，頭痛や吐き気，女性ならば生理中など）
    ⇨ いつも，というものは特にない。

ハイリスクな状況は，人の数だけ存在します。また，今日ハイリスクな状況を同定したとしても，翌週にまた新たなものが登場しないともかぎりません（しかし幸いなことに，古いものの力はだんだん失われていきます）。状況をきちんと把握するには，「私にラプスを起こさせるのは何？」，「ラプスの原因になりやすいの

第12章 再発防止 *Relapse Prevention*

は誰？」,「問題を引き起こしやすい考えや感情はどのようなもの？」という自問をつづけなくてはなりません。あなたにラプスを起こさせるのはアルコール乱用者だけにかぎらない，ということを覚えておきましょう。仕事で疲れ切っていたり，子どもの世話やその他のストレスのせいでクタクタになっているような場合には，アルコール乱用者に適切に対応できないこともあり得ます。そういった出来事もあなたの生活の一部ですので，見落としのないようにしましょう。

さまざまな気分や時間帯，態度など，あなたにラプスを起こさせるものを注意深く考えてみると，数々のハイリスクな状況を同定できることに気づかれたと思います。次は，こうしたハイリスクな状況に対する準備を整えましょう。アルコール乱用者の行動分析に使用したのと同じように，マップ作りの手法を用いてこれを行います（第2章より）。

カーリーンは，自分にとってラプスの引き金として最も強力なのはピーターが飲酒運転をして帰宅することだと理解しました。そこでカーリーンは，ハイリスクな状況をさらにくわしくマップにしてみました。以下がその例です。

　　ピーターの帰宅が遅れているので，きっと酔っぱらって帰ってくるのだろうと思う。⇨ この状況に対処するために，新たに改良した計画を頭のなかで復習する。⇨ ようやくピーターが帰宅し，私は計画どおりPIUSの話し方をするが，ピーターは私を怒鳴りつけ，寝室に向かいながらカウンターの上に車の鍵を投げつける。⇨ 私のなかで，抑えきれない怒り，さらには憎しみまでもがわき起こる。⇨ 酔っぱらうだけでなく，あんな状態で車を運転するとは，人の気持ちを考えない奴，私や子どものことなんていっさい顧みない奴だ，と思う。事故を起こすかもしれないし（そうしたら，私たちはどうなるの!?），命を落としたり，あるいは，刑務所行きになったりするかもしれない。⇨ 感情が爆発した私は，「馬鹿じゃないの」とピーターにいう。

　　正しいのは私で，まちがっているのはピーター。だから，彼は私と同じくらい，いや，それよりももっと嫌な気持ちになるべきだと思う。でも，そう主張したところでこれまで何も改善されはしなかったし，それはいまだってやっぱり変わらないだろう。だから，私がこの状況に対応するには，新しい行動計画が必要。このラプスの各段階を検討し，できるだけ多くの段階に分割した，新しい道筋を計画立てよう。迂回路が多ければ多いほど，この悪路から下りやすくなるし，最初の岐路をひとつや二つ見逃しても，どうっていうほどの問題ではなくなる（**以下，太字**

部分がカーリーンの迂回路)。

　ピーターの帰宅が遅れているので，きっと酔っぱらって帰ってくるのだろうと思う。⇨ この状況に対処するための，新たに改良した計画を，頭のなかで復習し，起こそうとしている前向きな変化のリストを作って，ピーターを叱りつけることで得られる満足感と，彼が変わるのを目にすることから得られる満足感とを比較する。⇨ ようやくピーターが帰宅し，私は計画どおりPIUSの話し方をするが，ピーターは私を怒鳴りつけ，寝室に向かいながらカウンターの上に車の鍵を投げつける。⇨ 私のなかで抑えきれない怒り，さらには憎しみまでもがわき起こる。そこで，深呼吸をし，お風呂場に行って鍵をかけ，いま自分が達成しようとしていることが何なのか，また，爆発したところで，これと同じ状況が何度も何度も繰り返されるだけだ，ということを自分に言い聞かせる。⇨ 酔っぱらうだけでなく，あんな状態で車を運転するとは，人の気持ちを考えない奴，私や子どものことなんていっさい顧みない奴だ，と思う。事故を起こすかもしれないし（そうしたら，私たちはどうなるの!?），命を落としたり，あるいは，刑務所行きになったりするかもしれない。アルコールは人の脳を変える。だから，飲酒自体は彼の責任ではあるけれど，それに伴う行動はアルコールのせいだと自分に言い聞かせる。ピーターはわざと私たちを不幸にしようとしているわけではない。また，私の最終目標――彼に断酒をさせること――を思い出し，私の気持ちを何も今晩すぐに主張する必要はない，と自分に言い聞かせる。⇨「爆発し，馬鹿じゃないの，とピーターにいう」代わりに，風呂場を出て，「飲酒をコントロールするのはあなたにとってむずかしいことだと私にはわかっている。でもね，あなたが飲酒運転することを私がどれほど恐れているか，それはあなたもわかっているはずよ。今夜はまずぐっすり眠ることがお互いにとってベストだと思う。でも明日の朝，この件についてきちんと話をしたい。愛しているわ。おやすみなさい」とピーターにいう。

　新しいマップを完成させたカーリーンは，一日に二，三回，上述したような状況に陥った自分を想像するようにしました。頭のなかで各段階の出来事を想像するだけでなく，その状況に直面した自分が感じるであろう気持ちも想像するように努めました。ピーターがとても意地悪な怒鳴り声をあげ，荒々しい足音を立てて彼女の横をとおりすぎる場面を想像しました。自分のなかで怒りと憎しみが高まっていくのを体感し，そのうえで，爆発する代わりに深呼吸をし，落ち着いて考え

るためにお風呂場に行ったりする自分の姿を，できるだけリアルに頭に思い描いてみたのです。「馬鹿な酔っぱらいのために，なんて大変な苦労を……」と思われるかもしれませんが，カーリーンにとってピーターは大切な人であり，彼女は，飲酒問題さえ克服することができれば二人の生活はきっとまたよくなるはず，と信じています。ですから，その努力は無駄ではないのです。もしかすると，酔っぱらったピーターの怒鳴り声に対するカーリーンの愛ある対応が，彼の罪悪感を引き起こし，翌朝，治療について話し合おうと思わせる，最後のひと押しになるかもしれないわけです。ときとして，最良のチャンスは最悪の状態から生まれるものです。

不意打ち

　予想されるハイリスクな状況に対して準備をしておいたとしても，突然の不意打ちを食らうことはあります。でも大丈夫です。すべてのきっかけを予測することなどできませんが，予期せぬ出来事も次からは予備知識に加えていけばよいのです。事態が一段落したらすぐにノートを手にとり，推理をするためにどんな小さなヒントをも見逃さない探偵のように，その状況のはじめから終わりまでの出来事をくわしく書き記しましょう。出演者や舞台背景，登場人物全員の言動，あなたの感情，あなたが心のなかでつぶやいた言葉，相手の気分など――起こったことをすべて書いてください。それから，起こった順に並び変え，その順序のなかであなたが，「もしかすると別の方法で対処できたかもしれない」と思うポイントを探し，その方法を書き出します。これが，その状況に対するあなたの新しい計画です。つまり，ひどく腹立たしい最悪な状況であっても，少なくとも不意打ちとなり得るのは一度だけだということです。次に同じことが起こっても，あなたには準備ができています。

アルコール乱用者のラプス

　あなた自身のラプスに用いる手法は，あなたの大切な人が治療計画からラプスした際にも適用することができます。あなた方二人が選んだ治療のなかで，ラプスに対する理性的な問題解決法を教えてもらえたら，これは理想的です。あなたの大切な人がスーパーマンでもないかぎり，ラプスはほぼまちがいなく起こると考えてください。しばらく断酒していたのにまた飲んでしまったり，まじめに抗酒剤（アルコールを摂取すると気分が悪くなる薬）を飲んでいたのに，あるとき

から服用をやめてしまったりする。あるいは，セラピーをさぼったり，激しく怒りを爆発させたりする，という形でのラプスもあります。あなたなら，最も起こりそうなシナリオを予測できるはずです。

アルコール乱用者がそのラプスを本格的なアルコール乱用の症状「リラプス（relapse：再発）」にしてしまわないよう，あなたがあなた自身のラプスをふりかえるのと同じく，前向きな考え方で相手のラプスを捉えて，ふりかえりを手助けしてあげましょう。むずかしいかもしれませんが，ラプスをその都度，理性的に検討し，よりよい対処法を考える手助けをするわけです。あなた自身も，相手のラプスを未然に防いだり，最小限にしたりするために何ができるかという観点から，一緒に分析するとよいでしょう。あなたは問題の原因ではありませんが，解決に協力できる，ということを忘れないでください。

セラピストが認知行動療法を専門としている方であれば，ラプスへの対応に際して十分なサポートが期待できるでしょう。断酒への道のりはなだらかなものではありません。しかしセラピーでは，この道の途上にある障害物をかわす方法を学ぶことができます。もしもアルコール乱用者が治療を受けずにあなたの助力だけで問題に打ち勝つことを選んだのであれば，いつも前向きな気持ちでいるために，あなたは相当に自分を強く持たなければなりません。そうあるためには自分をサポートしてくれる，優れた支援体制があなたにとってとくに重要となります。ですから，もしもまだそのような体制が手配できていないのであれば，すぐに取りかかってください。

脱落への対応

治療から脱落する人は必ず出てきます。特にアルコール乱用者の場合，治療からの脱落は非常によく見られる現象です。もちろん，大切な人がひとたび治療を受けはじめたならば，「卒業」するまでつづけてほしい，と思うのは当然です。しかし，たとえ途中で治療をやめてしまうことがあっても決して驚かないことです。落ち込む必要もありません。脱落は，この旅路の終焉を意味するわけではないのです。たとえるならば，高速道路上でいくつか手前の出口まで戻ってしまったようなもので，まだ道路上にいるのはまちがいないです。

ここにたどり着くまでにあなたが起こした変化が，治療からの脱落によって消えてなくなってしまう，などといったことはありません。あなたはこれまで，社交の輪を広げ，二人のやりとりのなかに報酬システムを組み込み，尻拭いや取りつくろいという悪習慣から自らを解放することで，自身の生活の質を改善してき

ました。さらには，アルコール乱用者に治療の意義を認めさせる，という最終的な成功をも手にすることができました。一度できたわけですから，もう一度だってできるはずです。今回やったことは二度目もうまくいくでしょう（もちろん，経験にもとづく修正は必要です）。そのことに疑いを差しはさむ余地はありません。むしろ疑うべきは，あなた自身の気持ち，すなわち，あなたがこれをつづけたいかと考えているかどうかです。決断する前に，十分に考えてください。大切な人に見切りをつける用意が**本当に**できたわけではありませんが，疲れはて，弱気になり，やめたい気持ちになることだってあるでしょう。しかしそれとは逆に，本当にやめるべきときが訪れることだってあるかもしれません。

やる気を保つ

　やる気には浮き沈みがあります。いくつかの出来事がまとまって起こったおかげで変化を起こすやる気が出た——まるでどんな山でも登れるような感じがする——かと思ったら，今度は，別のいくつかの出来事が起こったせいで，もう一歩も進むこともできないと感じることもあるでしょう。頑張ってもわずかな結果しか得られず，やる気が徐々に萎えていくこともあるでしょう。

　これまでにあなたが起こしてきた変化は，長くつづくプロセスのほんの手はじめでしかありません。ときには刺激的で爽快ですが，別のときには落胆し，目の前が暗くなることもあります。特に，「自分ばかりが苦労しているのに，アルコール乱用者が何も頑張っていない」といった考えにとらわれると，意欲を保つのはとてもむずかしくなり，やる気は失せやすくなります。しかし，やる気を保つために，いくつかできることがあります。

▶ゴールから目を離さない

　雪を頂いた高い山に登るような冒険家たちが，凍える寒さのなかをこつこつ歩き進んでいく。そんなとき彼らは，そびえたつ山頂と，生きて前に進むために必要な情報の両方から目を逸らさないことで意欲を維持し，前進しつづけます。あなたはこれらの努力によって達成したいことが何なのかをわかっているし，その労力が無駄ではないということも知っています。自分がどこに向かっているのかを，毎日（必要があれば日に何度でも），思い出すようにしてください。毎日少しだけ時間をとって，これまでの実践課題で書き記した事柄を見直しながら，あなた自身の夢を思い浮かべてください。ゴールから目を離さなければ，そこにたどり着くまでの頑張りが少しは楽になるはずです。

▶ささやかな変化から目を離さない

　現実の生活が，あなたの目指すゴールのようなものになるにはまだまだ時間がかかります。しかし，毎日小さな変化を起こすたびに，あなたはその夢に確実に近づいているのです。すべての計画，試み，結果を見守りつづけ，あなた自身が行った，こうした努力すべてに対して報酬を与えましょう。こういったささいな変化の積み重ねが結果を生むのです。すべてを重視してください！

▶これまで投資した労力を思い起こそう

　もううんざりだと感じ，あきらめそうになったら，現在あなたが取り組んでいるこの問題に，自分がどれほどの投資をしてきたのかを思い出してみましょう。これまでに費やした時間，エネルギー，そして愛情……。いずれも最終的には必ずよい結果を生み出すはずです。しかし，それには時間もかかりますし，おそらくはこれからも力を注ぎつづけなければならないでしょう。永久に手を引いてしまえば，いつの日かゴールにたどり着く，という可能性がゼロになるばかりでなく，これまでのあなたの投資すべてが無駄になってしまう，ということです。そのゴールがあなたにとって価値あるものであるかぎり，いくら投資してもしすぎということはありません。

▶友人にちょっとした手助けをお願いしよう

　あなたには，助けてくれる人がいるということを忘れないでください。秘密を打ち明けた人たちから，あなたは多大なサポートを得ることができます。一緒にロールプレイをしてもらったり，励ましてもらったり，ただ単に一緒にコーヒーを飲んでもらったりするだけでもよいでしょう。落胆した心を楽にし，再び意欲を高めるのに必要な，心地よさや安らぎを与えてもらえるはずです。誰も助けてくれない，などと思いこむのは，あなた自身の目標を達成するうえで，妨げにしかなりません。誰かの助けになれることに喜びを感じる人は少なくないものです。助けを求めることで相手によいことをしてあげているのだ，と考えるようにしましょう。あなたは，相手がよい気分になるチャンスをあげているわけです。

▶地域の支援資源を頼ってみる

　友人関係から得られるよりもさらに多くのサポートが必要な場合には，地域に，あなたと同じような状況に置かれた人たちのための支援団体がないかどうか調べてみましょう。米国には，ほとんどの地域に12ステップグループのミーティングがあります。そこに参加すれば，同じような重荷を背負った人たちと苦悩をわか

ち合うことができるでしょう。また，宗教団体やYMCA，あるいは退役軍人支援センターや地域診療所などに電話をかけてみてください。このような支援機関のなかから，この時期を乗り越えるのに役に立ちそうな団体が見つかるはずです。何度も繰り返しお伝えしているように，あなたはひとりではありません。飲酒はもはやほとんど国民的娯楽となっていて，それゆえに，あなたと同じ状況にいる人はたくさんいるのです――アルコール乱用者のことを大切に思い，何とかしてよりよい生活を手に入れたいと願っている人たちが。そのような人たちから，たくさんの理解とサポート，そして，やる気を得てください。

引き際

　小言，懇願，脅しに代わる新しいプログラムを学んだ人は誰もがみな，勝利を手にするものです。そう，あなたは勝利を手に入れます。大切な人がアルコールから抜け出すことの一部始終を見ることによって，あるいは，できることを気がすむまですっかりやりつくし，その結果，好きな人生を選びとる権利を得ることによって。しかし，そこでひとつ，大きな疑問が立ちはだかります。すなわち，「できることはすべてやりつくした」と結論できるのはいつなのか，という疑問です。その決断をするために，以下の質問に答えてみてください。

- 問題となっている状況に遭遇した場合には，できるだけその都度マップ作りを行い，より効果的で，相手に挑戦的な印象を与えない行動を計画しつづけてきましたか？
- PIUSに則ったコミュニケーション形式を実行してきましたか？
- 計画を実行するたびにその結果を記録し，そうした記録にもとづいてさらに計画を調整する，という作業をつづけてきましたか？
- 大切な人に対する世話焼き行動をやめ，飲酒によってもたらされる影響をしっかりと相手に体験させてきましたか？
- 大切な人の非飲酒行動に対して報酬を与え，本人があなたや他の家族と一緒にしらふですごす時間を，できるかぎり楽しいものにしてきましたか？
- 飲酒問題にばかりとらわれることがないように，自分の生活に楽しい活動を取り入れてきましたか？
- 治療を提案する絶好のチャンスを突き止め，そのチャンスを活かすための計画を立ててきましたか？

- 適した治療プログラムをリストアップし，大切な人がすぐに治療につながれるように準備を進めましたか？
- 役立つのではないかと考え，実行する気になりながらも，いまだ実行できていないことはありませんか？
- その人と一緒の未来を魅力的に感じますか？
- 大切な人を恋しいと思う気持ちを何とか乗り越えることができたならば，その人のいない未来は，いまよりも平和で，幸せなものになりそうですか？

　これらの質問に答える際に忘れないでほしいことがあります。それは，「**あなたには幸せになる権利がある**」ということです。幸せを手に入れるためには苦しまなくてはならない，などといったことは決してありません。アルコール乱用者との生活を改善するためにできることをすべてやり，それにもかかわらず，何もよくならないのであれば，その人なしの生活を考えるべきかもしれません。二人の関係を維持するためにこれほどまでの努力をしてきたのに，いまになっていきなり手放すなんて，考えただけでもつらいとは思います。しかし，このまま引きつづき無駄な努力をするのもつらいのではないでしょうか？　私たちはこういった場面も何度となく目にしてきました。できることをすべてやったなら，次は，あなた自身やあなたの他の家族のことに専念しなくてはなりません。あなたには，恐れも怒りもない，そしてアルコールもない生活を手に入れる資格があります。あなたの生活は，アルコール乱用者がいようがいまいが，本来，そうあるべきものなのです。あなたの決めたことが，正しい答えです。

行動の概要

　あなたが進んでいる道はたえず変化する道である，ということを忘れないでください。なだらかなときもあれば，穴（ラプス）だらけでデコボコのこともあるでしょう。道からそれずにいられるかどうかは，これらの障害をかわそうとする，あなたの意欲にかかっています。この旅のプロセスにおいては，こうした障害は最初から折り込みずみのものです。大切なのは，こうした障害を通じて，何が成功し何が失敗したかを学び，それを今後に活かすことです。その繰り返しが，ますますあなたを強くしてくれるでしょう。大切な人とともに生きていく人生という最終目標につづく道は，曲がりくねった道です。そのゴールを達成できる可能性は大いにあります。しかし，達成するのがあまりにもむずかしいと判断したな

ら，その関係を維持するために自分にできることはすべてやりつくした，と自分なりに納得して，その道から下りればよいのです。いずれの道を選んだにせよ，あなたは自分が正しいと感じる人生を作ることができたのです――アルコール乱用者が自分のそばにいようといまいと，関係なく。あなたにはその権利があります。

要　約

- ラプス（一時的なつまずき）は，人生においてはごくあたりまえの現象である。つまり，いかなる変化のプロセスにおいても，ラプスの発生は予期しておかなくてはならない。
- ハイリスクな状況とは，ラプスが最も起こりやすい状況のことである。
- ラプスが生じる状況を分析し，その状況に対処するために新しい方法を考えていけば，どんなに頻繁にラプスが生じても，目標に向かう力はむしろ強くなる。

キャシーとジム：未来に目を向ける

　ジムと一緒にセラピストのもとを訪れたとき，キャシーはあり得ないくらい緊張していました。セラピストが無理強いしてジムを怒らせるのではないか，ジムがいつものように投げやりな態度で現れるのではないか。キャシーはそうしたことが心配でならなかったのです。クリニックに着いた時点で，キャシーの手のひらは汗でびっしょりになっており，濡れた手を自分のスラックスで拭わなければならないほどでした。「いったいどうしたんだい？」と，ジムはキャシーが緊張している理由を知りたがりました。キャシーは，「私たち二人のために，今回の試みがうまくいってほしいって思っていて，そのせいで緊張しているのよ」と答えました。また，「あなたを嫌な気分にさせたくないの」ともいいました。ジムはキャシーの手を軽く叩き，「嫌だったら二度と行くつもりはないし，そんなに大袈裟なもんじゃないだろ」といいました。

　その日の診察で，セラピストはジムに，「キャシーとの関係や二人の生活のなかで，あなたは何か嫌だなと思うことはないですか？」と尋ねました。また，「飲酒について不安になることがないですか？」「飲酒量を減らしたら生活がどう変わ

ると思いますか？」といった質問もしました。

　最初のうち，ジムは話をするのを少しためらっていましたが，すぐに場の雰囲気に慣れ，セラピストとさまざまなテーマについて熱心に話をしていました。診察の最後，ジムは，「キャシーの」セラピーに引きつづき協力するために，翌週また来ることを約束しました。

　その夜，仕事が終わり，家で再びジムに会ったとき，キャシーは一緒にセラピーに来てくれたことについて，もう一度感謝の言葉をいいました。そして，ジムが関与してくれることが，自分にとってどれほど有意義なことかを伝えました。ジムはその日の状況に満足していました。キャシーを喜ばせてあげられることなど，長いことずっとなかったからです。キャシーはとても幸せでした。この先はまだまだデコボコ道がつづくであろうことはわかっていましたが，ようやく正しい道に上がることができた気がしたからです。

監訳者あとがき

▶はじめに

　本書は,『Get Your Loved One Sober: Alternatives to Nagging, Pleading, and Threatening』(原題邦訳「あなたの大切な人にもう飲ませないために――小言や懇願,脅しの代わりに」)の全訳です。これは,依存症者家族を介した依存症治療プログラムである「コミュニティ強化と家族トレーニング(community reinforcement and family training: CRAFT［クラフト］)」の実際をわかりやすく解説した家族向けのテキストです。

　クラフトの邦訳書としては,すでに『CRAFT 依存症患者への治療動機づけ――家族と治療者のためのプログラムとマニュアル』(境泉洋ほか監訳,金剛出版,2012)が刊行されています(本書の著者ボブ・メイヤーズも共著者となっている書籍です)。そちらの本はセラピスト向けのマニュアルで,一方のこちらは家族向けハンドブックと理解していただければと思います。

　すでに一読された方はすぐに気づいたかと思いますが,本書はとても平易な文章で書かれています。そして,ページの隅々まで依存症者家族に対する思いやりの気持ちに満ちています。

　私は監訳者として,そして依存症の専門家の端くれとして断言します。本書は,大切な人のアルコールや薬物,ギャンブルなどの問題で悩んでいる方にとって,必ず何らかの貢献をしてくれる一冊です。少なくともそのような家族の孤独を減じ,これまでよりも幸せな気持ちで生きることを可能にしてくれるでしょう。

　その理由について以下に説明していきたいと思います。

▶依存症者家族は孤立している

まずは，依存症にくわしくない方のために，なぜいま，家族のためのハンドブックが必要なのかについて説明しておきたいと思います。

依存症者の家族はとてつもなく孤立しています——そう，地域のなかでも，親族のなかでも。なぜなら，依存症という問題は赤の他人になかなか相談しづらい問題だからです。多くの家族がこの問題を「家族の恥」だと思い込んでいて，自分に原因があるのではないかと考えて，しばしば自分を責めています。

だからといって，自分の親やきょうだいといった親族に相談しても，解決策はまったく見えないのです。おそらく親族は，「だから私はあの人との結婚には反対だったのよ」とか，「あなたの育て方が悪かったのよ」などということでしょう。いずれもいまさらいわれても，タイムマシンでもないかぎり解決しようのない問題について，こんこんと説教をされるだけです。結局，家族はかえって心の傷を深め，もはや誰かに相談することを断念してしまうでしょう。

しかし，人生において最も悲惨なことは，ひどい目に遭うことではなく，一人で苦しむことです。つまり，こうした悩みは秘密にすればするほどますます複雑にこじれていくものなのです。「いま頃あの人はどこかで酔いつぶれているのではないか」と，いつも気が気でなく，以前だったら楽しいひとときであったはずの趣味の時間もいつしか苦痛の時間となってしまいます。何年かぶりに同窓会に出席し，久しぶりに旧友との楽しい語らいの時間を持っても，かつてのように楽しめなくなっている自分に驚くかもしれません。この世のあらゆることに関して，心から楽しむ気持ちのゆとりがなくなってしまうのです。

生きていること自体が苦痛に感じられる……そう漏らす家族もいます。「消えたい」，「いなくなりたい」，「死にたい」……そんな言葉が脳裏をよぎる方もいるでしょう。もしもその家族がもしも依存症者の親である場合には，「この子を殺して私も死のう……」などと考えるかもしれません。

メンタルヘルス問題の援助者は，このように精神的に追い詰められている依存症者家族が存在し，支援を必要としているということを決して忘れてはなりません。

▶本人の治療は家族支援から始まる

実は，依存症者本人の治療という意味でも，依存症者家族の支援は重要です。

すでに述べたように，依存症は本人よりも先に家族から笑顔と生きる気力を奪います。ひとたび家族の誰かが依存症に罹患すると，家族はあっという間にその渦に巻き込まれます。そう，依存症が家族を巻き込む病気なのです。

ここで，ある依存症者とその家族とのあいだで見られる場面を想像してみましょう。

監訳者あとがき

　ある時期から夫がくりかえし酔いつぶれるようになり，家族の一員として責任を果たせなくなってしまった……そんな家庭の状況です。妻は，何とかして立ち直らせようと躍起になって様々な努力をします。小言をいったり，懇願したり，あるいは，本当はそんな決心が簡単につくはずもないのに，「もう離婚する」などと脅したり……。しかし，その「夫に変わってほしい」という妻の真摯な気持ちに対して，当の本人である夫はといえば，「変わりたくない，変わる必要がない」と考えています。したがって，二人の気持ちはどこまで行っても平行線です。

　それどころか，本人（＝夫）を変えようとムキになることが，事態をこじらせることさえあります。実際，家族があまりにも説教や小言をくりかえしていると，本当は「自分とアルコール」という問題と向き合うべきところを，本人は問題を「自分とうるさい家族」という図式へとすり替えてしまいます。たとえば，「俺は病気でも何でもない。ただ，たまに飲みすぎることがあるだけだろ。おまえの口やかましさの方が病的だ。もしも俺が飲みすぎることがあるとすれば，病気だからじゃなく，おまえから与えられるストレスが原因だ」といった具合に。

　こうした状況では，本人によかれと思って行った，「転ばぬ先の杖」のような配慮でさえも，本人の飲酒行動を維持し，増長させてしまうことがあります。たとえば，二日酔いで朝起きられない本人が解雇されたりしないようにと，妻が本人に代わって，「今日は急に体調が悪くなりまして，会社をおやすみさせていただきます」と電話をかけてあげること，これがまずい場合があるわけです。なぜなら，そのおかげで本人は会社を解雇されず，欠勤の連絡をする気まずさを体験することもないからです。本人は自分の飲酒パターンがもたらす弊害に直面することなく，その日の夜も前夜と同じように悠々とお酒を楽しむことができるわけです。

　要するに，本人と家族とのあいだで明らかに悪循環が生じているのです。家族は決して本人に「飲んでほしい」と考えているわけではなく，むしろその反対のことを強く願っているはずなのに，事態はますますこじれてしまいます。こうした現象が，本書でも触れられているイネイブリングです。そして，このイネイブリングを伴う悪循環となった関係性を共依存と呼びます。依存症という「モンスター」は，家族を共依存の渦に巻き込みながら，どんどん巨大に膨れあがっていくわけです。

　加えて，依存症には「否認」という問題があります。つまり，罹患する本人は自分の問題を否認し，治療を受けることを拒むのです。最初に依存症に困り，専門機関に相談するのは，本人ではなく本人の周囲にいる者――すなわち家族――です。

　依存症の治療は家族の相談を受けるところから始まっています。援助者として

185

まず手はじめにすべきことは、依存症者本人と家族とのあいだで生じている悪循環を止めることです。そうすれば、少なくとも事態がこれ以上悪化することを避けることができるでしょうし、依存症者本人に対して、これまで目を背けてきた問題を突きつけることができるでしょう。

そんなわけで、依存症の専門医やカウンセラーは相談にやって来た家族に対して、あるおきまりのセリフをいいます。「あてにならない本人が変わるのを待つのではなく、まずは問題に気づいた家族が変わりましょう」と。

▶これまでの依存症者家族支援の考え方

では、依存症者家族はどんな風に変わればよいのでしょうか？

これまで依存症支援の援助者のあいだで、本人の回復のために「家族がすべきこと」として信じられてきたのは、「イネイブリングをやめる」、「本人から離れる」ということでした。家族は、本人がアルコールによって引き起こした失態の「尻ぬぐい」をやめ、本人から「愛をもって手を放すこと」、それが本人の「底つき体験」を促す。そのような家族の対応が重要であるといわれてきました。場合によっては、「家を出る」、「別居する」、「離婚する」といった対応も辞さない……。

確かに依存症がある段階よりも重症化すると、共依存関係に巻き込まれた家族の存在そのものがイネイブリングになってしまっている場合もないわけではありません。だからこそ、アルコール依存者家族の自助グループ『アラノン』では、「家族は本人の依存症に対して無力である。家族にできることは、本人から愛をもって手を放し、自分の幸せを優先することである」と教えてきました。

とはいえ、この教えに従うのは容易なことではありません。考えてもみてください。自分が愛する大切な人が酩酊し、方々で数々の失態をくりかえしているのに、突き放して見て見ぬふりをするわけです。これまで酩酊して暴言を吐く本人に対して怒りや無力感を抱き、「いっそのこと死んでほしい」と何度も考えたことのある家族でさえ、いざ「もういっさいかかわらない」と決意した直後に、突然、「血が騒いで」しまい、気づくと昔のように「転ばぬ先の杖」を出してしまうものなのです。

それでも、なかにはざわつく自分の気持ちを無理に抑え、未練を断ち切るかのごとく、巻き込まれないように本人から離れる家族もいます。しかしそうした場合、どこかで気持ちに無理があります。そのため、「愛をもって手を放す」べきところを、「もうあの人のことなんか知らない」、「あいつなんかどうなってもいい」と、半ば破れかぶれの強引さで自分の気持ちに見切りをつける結果、「乱暴で極端

な突き放し」になってしまう傾向があります。

　要するに，アラノン流のやり方の問題は，家族の多くが，本人にそのような「冷酷無比な対応」をしたことに強い罪悪感を抱いてしまいやすく，かえってその反動で，結局は，元の共依存関係に戻ってしまう，という点にあります。つまり，すべては元の木阿弥となってしまうわけです。いいえ，それどころか，次第にアラノンに居心地の悪さを覚えたり，その教えに疑問を感じるようになり，残念なことに，参加をやめてしまう家族もいるのです。

　そもそも，この「手を放す」にしても，「突き放す」にしても，さまざまな点でリスクの高いやり方です。そのまま死んでしまったり，他人を巻き込んだ事件へと発展する可能性がないとも限りません。思えば，「共依存」や「イネイブリング」という言葉は，1950〜60年代の米国で，アルコール問題を扱うソーシャルワーカーが援助の現場のなかで発見した言葉です。このことは，共依存やイネイブリングは，支援につながった依存症者とその家族に見られた特徴であって，支援にさえたどりつかずに死んでしまったり，刑務所に収監されてしまった依存症者やその家族の特徴は反映されていません。

　その意味では，共依存やイネイブリングのおかげで援助者のもとにたどりつけたという解釈もできるのではないでしょうか？　そしてそのことは，家族こそが依存症者本人に対して最も強い影響力を持っていることの証拠とはいえないでしょうか？

▶クラフトの家族支援の考え方

　家族こそが依存症者に対して最も強い影響力を持っている——。

　実は，これこそがクラフトの基底にある理念です。この理念は，「家族は本人の依存症に対して無力である」というアラノンの教えとは反対といってよいでしょう。しかし，誤解しないでほしいのですが，クラフトは決してアラノンの教えを否定しているわけではありません。クラフトの方法をできるかぎり実践し，万策尽きたときには，心おきなく自分や他の家族のための人生を優先してよいのです。ただ，その選択肢をとる前に，他にも試すべき選択肢があると教えているだけなのです。

　クラフトは，アルコール・薬物乱用者を何とかして治療につなげようと悩む家族のために考案された，家族支援プログラムです。このプログラムが目標とするのは，家族が大切との関係性を気持ちよいものにすることであり，それによって家族自身が幸せになることです。そのために，家族は依存症者本人との衝突が生じる様々な状況をふりかえり，分析することを求められます。そして，衝突を極

力回避し，家族の安全を保ちながら，家族に，本人を治療へと向かわせるさまざまなテクニックを学んでもらいます。

　前出『CRAFT 依存症患者への治療動機づけ——家族と治療者のためのプログラムとマニュアル』の監訳者の一人である境は，クラフトのことをいみじくも「ローリスク，ハイリターン」のプログラムと呼んでいますが，これは実に的確な表現だと思います。たとえばアラノン流にいきなり依存症者から「手を放す」(あるいは，「突き放す」) ということをすれば，本人との軋轢や衝突は避けがたく，最終的に本人が断酒を達成するとしても，しばらくの期間，家族との関係は険悪なものとなるでしょう。場合によっては，突き放したことで家族関係は修復不可能な状況にまで至ってしまうかもしれません。家族の心情を考慮すれば，自分にとって大切な人ともう一度やり直す可能性が少しでもあるのならば，まずはそれに賭けてみたいと考えるのは当然のことだと思います。

　本書のなかでも触れられているように，こうしたクラフトによる介入効果は他の方法を圧倒しています。アラノン方式はもちろんのこと，家族や他の親族，友人，医療機関などに十分に根回ししたうえで奇襲的に関係者が一堂に会する場を設け，本人に問題を突きつけ，治療を受けるように迫る，ジョンソン研究所方式との比較でも，クラフトはすぐれた治療成績——本人が治療につながる割合の高く，家族のプログラム参加・継続率も高く，家族の満足度も高い——を示しています。

　それもそのはずです。本書をお読みになればわかるように，クラフトでは，あらかじめ依存症者本人と家族とのあいだで想定されるさまざまな衝突の局面が取り上げられ，それぞれの状況に即した具体的なアドバイスがなされています。

　たとえば「PIUS」がそうです。これは，①家族は，問題点の指摘からではなく，本人のよいところ，好ましいところを述べるところから話を切り出す (Positive)，②「あなた」という対決的，批判的，指示的なニュアンスを持つ二人称ではなく，「私」という一人称を主語にして家族の思いを伝える ("I" message)，③その際，本人が置かれた立場に理解を示し (Understanding)，④あえて家族が問題の責任の一端を背負って見せる態度 (Share) を心がける，という技法です。こうした指示は，アラノンが教える「手を放せ」とか「突き放せ」よりもはるかに具体的であり，家族が躊躇を感じたり，無用な罪悪感に苛まれたりせずにすむものです。

　依存症者本人に振り回され，とらわれ続けてきた家族には，ものすごく大きな「強み」があります。それは，「依存症者本人に対する強い関心」です。こうした関心はこれまでその意義を過小評価されるどころか，「病的なもの」，「手放すべきもの」として否定的に扱われてきました。しかしクラフトでは，まさにこの「本

監訳者あとがき

人に対する強い関心」を逆手にとって，家族に本人との衝突のパターンを記録させ，分析させ，新しいパターンを作り出す作業に生かしていくのです。

　まさに逆転の発想です。私たちは，クラフトはわが国の依存症援助のあり方を変えると信じています。

　最後にもう一つ，クラフトには大事なポイントがあります。本書のなかで，著者のボブ・メイヤーズらはあえて「アルコール依存症」ではなく，「アルコール乱用」と呼んでいます。「乱用」とは，飲酒することで本人もしくは他人が困る事態が生じているという事態を意味し，医学的疾患ではなく社会生活上の問題を示す概念です。

　臨床医の立場からいっても，依存症と乱用との境界は不明瞭ですし，乱用水準であっても十分に治療や援助の対象となります。たとえ断酒という治療目標を掲げないにしても，飲む量を減らし，トラブルの生じない節酒という目標で援助することが必要な場合もあります。それにもかかわらず，援助者側が「依存症か，乱用か」とこだわりすぎると，患者との関係は緊張に満ちた対決的なものとなってしまいます。

　それだけではありません。依存症者は，「確かに俺はアルコールで失敗したが，依存症ではない。これからは気をつけるから，病院になんか行かなくても大丈夫だ」と，治療に対する抵抗をますます強めてしまうでしょう。実際，臨床場面では，家族や援助者は本人とのあいだで「依存症かどうか」という一種の「神学論争」に莫大な時間を費やしたあげく，治療を中断するといった事態が頻繁に起きて来ました。本書のなかで著者も嘆いているように，この論争のせいで一体どれだけの依存症者が治療の機会を失ってきたことでしょうか？　その意味でも，この論争は非常に不毛なものといえます。

　他にも問題があります。本人が「依存症」に罹患していることを認めたがらないと同じように，家族もまた自分の大切な人が「依存症」であることがなかなか受け容れられないものです。実際，アラノンでは，まず家族が大切な人の「依存症」を認めることを求めますが，それが受け容れられずに，参加をやめる家族も少なくありません。

　大事なことは診断の学術的な正確さではありません。援助戦略としてどちらの方が効果的であるかです。クラフトでは，本人が「依存症かどうか」にはこだわらないことで，本人や家族に対する間口を広げ，貴重な時間を不毛な論争で消費することをよしとはしません。その意味では，たとえ依存症でなくとも，本人のアルコール・薬物問題に苦慮する家族であれば誰でも，クラフトを用いた援助の対象となることも強調しておきたいと思います。

189

▶本書の活用方法

　ここで本書の対象と活用方法について述べておきたいと思います。

　本書は何よりもまず大切な家族のアルコールや薬物の問題で悩んでいる方に読んでいただきたいと思います。できれば専用大学ノートを用意し，本書のなかに出てくる「実践課題」の回答をノートに書き出しながら，一種の自習用ワークブックとして活用されることをお勧めします。すでに依存症者家族の自助グループにつながっている方は，グループで出会った同じ問題を抱えた他の家族と一緒に勉強会を開き，輪読しながら課題に取り組んでもよいでしょう。自分のカウンセラーを持っている方ならば，カウンセラーと一緒に取り組んでみるという方法も考えられます。

　それから，依存症問題の援助者にも本書を読んでほしいと思います。クラフトはまだわが国の依存症領域の援助者に十分に知られているとはいえませんが，クラフトを知っているかいないかで，依存症者家族の支援に対する考え方や姿勢は驚くほど変わってくるはずです。たとえ「自分はクラフトなんか実践するつもりがない」と考えている援助者であっても，このような有効な支援方法があるという事実を知っておかなければなりません。さいわい本書はコンパクトかつ平易な文章なので，多忙な臨床業務のあいまにも読みこなすことができるでしょう（なお，自分でクラフトを実践したいと考えている方は，本書に加えて，『CRAFT 依存症患者への治療動機づけ――家族と治療者のためのプログラムとマニュアル』もお読みください）。

　さらに，本書はメンタルヘルス問題の支援にかかわっている，すべての援助者にも読んでほしいと思います。実は，依存症者家族はメンタルヘルス相談のいたるところに存在し，しかし残念なことにしばしば見過ごされています。精神科や心療内科に通院する，「うつ病性障害」や「不安障害」と診断されている患者のなかに，頭痛外来や腰痛外来，あるいは，原因のはっきりしない心身の不調を訴えてかかりつけ医やカウンセリングルームを訪れる患者のなかに，依存症者家族は紛れ込んでいます。そうした依存症者家族は，「恥の感情」と「罪悪感」を抱え，誰かに相談することに絶望し，地域のなかでも親族のなかでも孤立して，一番重要な問題を語れないままでいます。

　「いやいや，自分は依存症については門外漢だから，依存症者家族相談なんて無理ですよ」という援助者の方，安心してください。私はあなたに，何も依存症者本人の治療をしろといっているわけではないのです。家族の多くはアルコール依存症でも薬物依存症でもありません。ですから，家族の支援をするためには，依存症の専門家である必要はないのです。および腰になる必要はありません。大切なことは，本書に目を通し，こういう方法があるのを知っていることです。

▶おわりに──本書訳出の経緯

　最後に本書訳出の経緯について述べさせていただきたいと思います。

　私は数年前よりこのクラフトという家族支援の方法に関心を抱き，自分なりに文献を読みながら，わが国の依存症臨床の現場に導入できないかと感じていました。そんな矢先に，いつも著書や訳書の刊行で大変お世話になっている金剛出版社長の立石正信氏から，本書訳出のお誘いを受けたのです。「これはまさに渡りに舟」と二つ返事で快諾しました。

　すると，翻訳作業に着手してからまもなく，ASK（アルコール薬物問題全国市民協会）の代表今成知美さんから，すでに翻訳家の渋谷繭子さんが翻訳したものを藍里病院副院長の吉田精次先生が監修した未刊行の訳稿があることを教えていただきました。実は，吉田先生とは別の件で一緒にお仕事をした経緯からすでに面識がありましたので，さっそく吉田先生にコンタクトをとり，その訳稿を拝見させていただきました。すると，とてもこなれた訳文であり，いくつかの用語の問題など検討課題はあるにせよ，この訳稿を生かさない手はないと感じたわけです。そこで，吉田先生と渋谷さんに相談し，この訳稿をベースにして私が最終的な監訳作業をしたものを，渋谷さん訳ならびに吉田先生との共同監訳として刊行することとなりました。

　以上のような経緯から，本訳書刊行は，かなり早い時期からクラフトに注目し，翻訳を進めていた吉田先生と渋谷さんの慧眼と尽力によるところが大であることを強調しておきたいと思います。この場を借りて，改めて感謝したいと思います。

　また，『CRAFT 依存症患者への治療動機づけ──家族と治療者のためのプログラムとマニュアル』（境泉洋ほか監訳，金剛出版，2012）に続けて，クラフト関連の訳書を立て続けに刊行するという，通常の出版社であれば躊躇するような状況のなか，大胆にも刊行の機会を与えてくださった，金剛出版社長立石正信さんにも心からの感謝を捧げたいと思います。

　本書が，一人でも多くの依存症者家族に読まれ，そうしたご家族自身の幸せな生活に役立つことを心から願っております。

監訳者を代表して
独立行政法人国立精神・神経医療研究センター
精神保健研究所　松本俊彦

文　献
References

Ellis, B. H., I. McCan, G. Price, and C. M. Sewell. 1992. The New Mexico treatment outcome study: Evaluating the utility of existing information systems. *Journal of Health Care for the Poor and Underserved* 3, no. 1:138–50.

Johnson, V. E. 1986. *Intervention: How to help those who don't want help.* Minneapolis, Minn.: Johnson Institute.

Meyers, R. J., and J. E. Smith. 1995. *Clinical guide to alcohol treatment: The community reinforcement approach.* New York: Guilford Press.

Meyers, R. J., W. R. Miller, D. E. Hill, and J. S. Tonigan. 1999. Community reinforcement and family training (CRAFT): Engaging unmotivated drug users in treatment. *Journal of Substance Abuse* 10, no. 3:291–308.

Meyers, R. J., W. R. Miller, J. E. Smith, and J. S. Tonigan. 2002. A randomized trial of two methods for engaging treatment-refusing drug users through concerned significant others. *Journal of Consulting and Clinical Psychology* 70, no. 5:1182–85.

Miller, W. R., and R. K. Hester. 1986. Inpatient alcoholism treatment: Who benefits? *American Psychologist* 41:794–805.

Miller, W. R., R. J. Meyers, and J. S. Tonigan. 1999. Engaging the unmotivated in treatment for alcohol problems: A comparison of three intervention strategies. *Journal of Consulting and Clinical Psychology* 67, no. 5:688–97.

Nowinski, J. K. 1998. *Family recovery and substance abuse: A twelve-step guide for treatment.* Thousand Oaks, Calif.: Sage Publications.

索 引
Index

▶**A-Z**

AA *151*
　　──のスポンサー *171*
CRA（コミュニティ強化アプローチ
　　Community Reinforcement Approach）
　　プログラム *150*
PIUS *127*
　　──コミュニケーション *125, 127, 162*
　　「──でないコミュニケーション」... *122*
　　──な言葉 *122*
　　──に則ったコミュニケーション形式
　　　.. *179*
　　──の形式 *140*
　　──の話し方 *174*

▶**あ**

アイデアを出す *114*
新しいコミュニケーション方法 *137*
アラノン（Al-Anon） .... *ix, xi, 151*
アルコール依存症 *030*
　　──者 *031*
アルコール乱用者
　　──の行動パターンマップ *037*
　　──の行動マップを再編集する *032*
　　──のベースライン *028*
安全対策 *047*
安全な対応 *056*
イネーブリング *098, 100, 101*
　　──行為 *109*
　　──行動 *006*
飲酒行動マップ *020, 136*

　　──（地図）作り *004*
　　──の再編集 *031*
飲酒
　　──による影響 *025*
　　──のサイン *023*
　　──の引き金 *021, 038*
　　──問題の解決 *162*
　　──量のベースライン *140*
運転する権利 *076*
お酒をやめるのを手助けする *064*
お仕置き *132*

▶**か**

解決策を査定し，選択する *115*
解決志向型心理療法 *150*
家族療法 *152*
カップル行動療法 *150*
肝機能障害 *163*
願望 *064, 068*
危険信号 *049, 051, 052, 054, 056, 058*
　　──への新しい対応方法 *057*
記録する *140*
緊急の危機介入 *149*
クラフト .... *xv*
　　『コミュニティ強化と家族トレーニング
　　　（略称：──CRAFT: Community
　　　Reinforcement and Family Training）』
　　　.. *xi*
計画 *094, 155*
解毒 *152*
　　──専門施設 *152*
健康的で生産的な行動パターン *162*

195

建設的な「手助け」の方法 106
肯定的な言葉 122
小言 103
　　──の代わりに 104
これまで投資した労力 178

▶さ

最悪の事態 044
最悪の場合の計画 044
サイン 038
酒を飲む理由 146
ささやかな変化 178
冷めた対応 134
支援 149
　　──する 068
指示 103
実行と記録 116
指導 103
自分自身のケア 070
自分の安全を守る 053
主導権 076, 078
ジョンソン研究所方式 .... xi, xii
しらふ 065
身体的な離脱症状 163
精神科薬物療法 153
精神的ストレスを減らす 067
責任の共有 125
絶好のチャンス 153
世話焼き 098, 102
　　──行為 101
　　──行動 179
　　──とりつくろい行為 100
　　──の代わりに 103
操縦する力 078
ソーシャルスキルトレーニング 150

▶た

地域の支援資源 178
チャンスを逃して 161
治療 149
　　断酒と──を支援する方法 068
　　　　──を受けさせる 067
　　　　──を支える 161
　　通院── 151

入院── 151
手助け 064, 065
動機づけ強化療法 150

▶な

仲間をつくろう 092
ナラノン（Nar-Anon）............................. 151
ナルコティックス・アノニマス
　　（Narcotics Anonymous; NA）........... 151
認知行動療法 150

▶は

ハイリスクな状況 181
非飲酒行動 179
引き際 179
庇護行為 106
庇護する 105
　　──代わりに 106
秘密を打ち明けられる友人 092
評価，改善，もしくは別のアイデアを試す
　　... 117
二日酔い 102
ベースライン 028, 030, 038
変化のステージ xiv
報酬 088, 130, 136, 162, 164, 179
　　自己── 088, 089, 094
　　──，お仕置き，冷めた対応 135
　　──や冷めた対応 133
暴力 046, 051
　　脅しと身体的──の可能性 051
　　家庭内──（Domestic Violence; DV）
　　... 044
　　──的になる可能性 048
　　──の可能性 048, 051, 057
　　──の早期警戒サイン 066
　　──のリスクを減らす 066

▶ま

マップ作り 173
マップの再編集 031, 039
目標 068
　　──とは 064
問題を定義する 114

196

▶や・ら・わ

有意義な「非飲酒活動」................................ *148*
優先順位 *070*
ラプス（一時的なつまずき）... *170–172, 176, 181*
理解を示す言葉 *124*
離脱症状 *152, 163*
論理情動行動療法（REBT: Rational
　　Emotional Behavioural Therapy）.... *150*
「私は／僕は」からはじまる言葉 *123*

［監訳者略歴］

松本 俊彦
（まつもと・としひこ）

佐賀大学医学部卒業。神奈川県立精神医療センター，横浜市立大学医学部附属病院精神科，国立精神・神経センター精神保健研究所 司法精神医学研究部室長などを経て，現在，独立行政法人国立精神・神経医療研究センター精神保健研究所 自殺予防総合対策センター副センター長／薬物依存研究部診断治療開発研究室長。

著書

「薬物依存の理解と援助——『故意に自分の健康を害する』症候群」（金剛出版，2005），「自傷行為の理解と援助——『故意に自分の健康を害する』若者たち」（日本評論社，2009），「アディクションとしての自傷——『故意に自分の健康を害する』行動の精神病理」（星和書店，2011），「思春期臨床の考え方・すすめ方——新たなる視点・新たなるアプローチ」（分担執筆，金剛出版，2007），「薬物・アルコール依存症からの回復支援ワークブック」（共著，金剛出版，2011），「薬物依存とアディクション精神医学」（金剛出版，2012）など。

訳書

ウォルシュとローゼン「自傷行為——実証的研究と治療指針」（共訳，金剛出版，2005），ウォルシュ「自傷行為治療ガイド」（共訳，金剛出版，2007），ホートンほか「自傷と自殺」（共監訳，金剛出版，2008），ウィンター「解離性障害とアルコール・薬物依存症を理解するためのセルフ・ワークブック」（共訳，金剛出版），ジェイコブ他「学校における自傷予防——『自傷のサイン』プログラム実施マニュアル」（金剛出版，2010），ファヴァッツァ「自傷の文化精神医学——包囲された身体」（監訳，金剛出版，2009），ターナー「自傷からの回復——隠された傷と向き合うとき」（監修，みすず書房，2009）など。

吉田 精次
（よしだ・せいじ）

1981年，徳島大学医学部卒。2001年から藍里病院にてアルコール依存症治療，2007年からギャンブル依存症治療を開始。日本アルコール関連問題学会・評議員，徳島県断酒会・顧問，徳島アルコール関連問題研究会・代表，四国ギャンブル問題を考える会・世話人，四国CRAFT研究会・代表，徳島自殺予防面接技法研究会・世話人。

［訳者略歴］

渋谷 繭子
（しぶたに・まゆこ）

翻訳者。徳島のパシフィック英会話＆トランスレーションにて運営及び翻訳業務に携わる。在米5年，TOEIC920，英検1級。

CRAFT 依存症者家族のための対応ハンドブック

2013年7月30日　発行
2025年6月30日　6刷

著　者　ロバート・メイヤーズ
　　　　ブレンダ・ウォルフ

監訳者　松本　俊彦
　　　　吉田　精次

訳　者　渋谷　繭子

発行者　立石　正信

装画　山本　恵未
装丁　臼井　新太郎
印刷　日本ハイコム

発行所　株式会社　金剛出版
〒112-0005
東京都文京区水道1-5-16
電話　03-3815-6661
振替　00120-6-34848

ISBN978-4-7724-1319-0 C3011　　　　　　　　　Printed in Japan©2013

CRAFT 薬物・アルコール依存症からの脱出
あなたの家族を治療につなげるために

[著]=吉田精次　境 泉洋

A5判　並製　136頁　定価2,640円

薬物・アルコール依存症のメカニズムを解き明かし，硬直化した家族関係を変容，緩和させていくための最強の治療プログラム。

CRAFT 物質依存がある人の家族への臨床モジュール

[著]=H・G・ローゼン　R・J・メイヤーズ　J・E・スミス
[監修]=松本俊彦　境 泉洋
[監訳]=佐藤彩有里　山本 彩　[訳]=白石英才

B5判　並製　136頁　定価3,080円

アルコール・薬物など依存がある人の「家族」へのトレーニングを通じ，最終的に本人を治療へ導く，画期的かつ実践的なプログラム。

CRAFT ひきこもりの家族支援ワークブック [改訂第二版]
共に生きるために家族ができること

[編著]=境 泉洋　[著]=野中俊介　山本 彩　平生尚之

A5判　並製　288頁　定価3,300円

ひきこもりの若者が回復するために，家族ができる効果的な方法とは？ 認知行動療法の技法を応用した，ひきこもりの若者支援のための治療プログラムとワークブック。

価格は10%税込です。